講座＊医療経済・政策学 第❶巻

医療経済学の
基礎理論と論点

Health Economics and Policy

西村周三
田中　滋 ［編著］
遠藤久夫

keiso shobo

刊行の言葉

　21世紀初頭にわが国は世界一の超高齢社会となった．それに伴い，国民医療費が増加し続ける反面，医療機関の経営困難は増し，医療事故（報道）の多発により国民の医療不信が強まっている．これらの諸問題を国民皆保険制度を維持しつつ解決するためには，医療の質の引き上げと医療の効率化の両方を達成することが求められている．

　この困難な課題を達成するためには，医療経済学と医療政策研究の知識と方法が不可欠である．本講座の目的は，従来別個に行われてきた両分野の研究を統合し，新たな「医療経済・政策学」を確立・普及することである．具体的には，政策的意味合いが明確な医療経済学研究と，経済分析に裏打ちされた医療政策研究との統合・融合をめざす．

　わが国でも，1990年代以降，医療経済学と医療政策研究は急速に発展してきているが，特に実証研究の面では欧米諸国に遅れている点は否めず，各国の研究成果を学ぶ必要がある．しかし，医療制度は各国の歴史と文化に根ざしているため，それらを直輸入することはできない．本講座では，わが国の研究成果と欧米諸国の研究成果の統合もめざす．

　全6巻からなる本講座は，わが国初の，医療経済・政策学の包括的で「より進んだ教科書」である．医療経済学と医療政策研究の基礎理論を示すと同時に，日本の医療経済・政策にかかわるアクチュアルな諸問題を学問的に，しかも分かりやすく論じることにより，大学・大学院だけでなく医療現場でも幅広く「使える」教科書ともなっている．

講座　医療経済・政策学　編集委員会
二木立・田中滋・池上直己・西村周三・遠藤久夫

はしがき

　医療経済学は，分析概念，分析技法（規範分析と実証分析の双方を含む），およびそれらを用いた分析結果の集積からなる学問の一部門である．分析方法論——分析概念と分析技法——の大部分は当然ながら経済学一般で使われるものに立脚している．ただし，医療サービスの財としての特性，およびその特性のためにつくられてきた制度と政策の体系を対象とした分析が目立つことがこの分野の特徴と言える．

　本書は，医療経済学を成り立たせる基礎理論と，それを使用した医療をめぐる論点の提示を目的としている．

　経済学を思想上の観点から区分すると，資源配分の効率性を重視する新古典派と，各々の文化・社会がもつ固有の価値規範を上位概念に置き，規範を反映した制度，ならびに公正な所得分配をも資源配分と並んで重視する（新）制度派に分けられる[1]．経済学一般については新古典派に属する研究者数が新制度派をはるかに上回るが，こと医療経済学に関しては，わが国では後者が対等以上の勢力を有している．この点についてのさらに掘り下げた紹介は第1章の秀逸な記述にゆずる．

　次に医療経済学（広義のヘルスエコノミクス）を大別すると，3つのカテゴリに分けられる．第1のカテゴリはミクロ経済学の応用である．ミクロ経済学が用いる中核的な方法論は，①各種の財の特性を明らかにする分析（たとえば市場の失敗・不確実性と情報の非対称性・価値財[2]等々の概念が使用される），②固有の目標を追求する各主体がどのようなインセンティブをもち，いかなる行動をとるかを分析する行動理論，③各主体が取引を展開する市場の性質と機能に関する理論，および④市場機能を補完する政府介入・規制等にかかわる理論などで構成される．本書第2章，3章，5章，6章はこれらの考え方が体系立て

て示されている.

　第2のカテゴリは医療経済学独特のフィールドで,医療費の経済分析と表せる.ところで,そもそも「医療費」とは何を意味するのだろうか.専門家の間のみならず,日常会話や新聞・テレビの報道にも,しばしば「医療費」という用語が登場するが,実は以下の5つの文例における「医療費」の意味はそれぞれ,異なっている.①「入院医療費包括払いの影響のせいか平均在院日数が短縮化」,②「医療費改定率はマイナス」,③「高齢化の進展に伴い2015年には医療費が＊＊兆円に」,④「保険給付率が切り下げられるので医療機関で患者が支払う医療費が増加する」,⑤「混合診療により医療費負担能力の違いを反映した医療の階層格差が生じる恐れ」.

　①の用例における「医療費」は,診療報酬点数表に示された一つ一つの点数,つまり診療行為や,診断群ごとの入院につけられた個別価格 P_i を意味している.②の例では,価格の加重平均値($\Sigma P_i Q_i / \Sigma Q_i$)[3]を意図して用いられている.加重平均値(とは呼ばれないが)としての「医療費」は,2年に一度の診療報酬改定の率を云々する際に目にする機会が多い.続く③はマクロで見た医療費総額($\Sigma P_i Q_i$),代表的には国民医療費として発表される数値である.④は患者が受療時に支払う保険一部負担,⑤は公的保険一部負担に加えてさらに患者に要求される金額を指している.

　この様に多様な意味で使われる医療費の分析は,医療経済学分析の重要な部分をなす.本書第5章,7章,8章では,医療費あるいは社会保障費の経済分析として,水準の決定,年齢別医療費,地域格差,国際比較等々が詳細に語られている.

　医療経済学の第3のカテゴリはヘルス・サービス・リサーチ(狭義のヘルスエコノミクス)と呼ばれる.なお,医学・公衆衛生学・薬剤経済学の技法によるアプローチが多い第3のカテゴリは本書の範疇を超えるので,ここでは取り扱わない.

各章の概要は以下の通りである.

はしがき

　第1章「医療経済学の潮流」(権丈善一) では，先に触れたように，まず新古典派経済学と制度派経済学の対比が分かりやすく説明される．市場の分配原則である貢献原則に基づいた所得分配を，社会保障給付（再分配）の基本である必要原則によって修正することの意味を，社会の価値体系とからめて説く論調は鋭い．そこでは，死荷重を効率のロスと捉えるのではなく，公平という価値を購入する費用と見る視点が提示される．また，制度派経済学，特に医師誘発需要に関する解説と共に，価格に換わる経済制度の管理メカニズムとして専門職規範の重要性が説かれている．

　第2章「医療サービスの経済的特性」(遠藤久夫) は，医療サービスのもつ市場の失敗という経済特性と，医療アクセスの公平性にかかわる社会規範を重視する．需要の不確実性をめぐっては家計の保健医療サービス支出のばらつきが大きいこと，情報の非対称をめぐっては受療前も受療開始後も患者側は情報を十分に持ち得ないことが指摘されている．合わせて，需給両サイドにおけるモラルハザード，価格弾力性，規模の経済性等の概念を用いて医療の特性が語られる．またアクセスの公平性に関しては，不健康と所得が労働や生活を通じて相互に影響を与えている可能性が示されている．

　第3章「医療保険の経済理論」(西村周三) は，まず医療経済学の古典であるアロー論文を引用しつつ，医療の不確実性に対処する民間保険の理論を提示する．そこで導かれた問題点から，なぜ世界のほとんどの国で医療保障が社会保障という形で提供されるのかを説明している．さらに，そうした国々の中でも日本の社会保障費の決定のあり方をめぐる政治的意思決定過程が複雑になる理由が，社会保険と公費の折衷型によることを指摘する．この他，社会保障の事業主負担の転嫁についての記述は興味深い．最後に触れられている世代間の適切な所得再分配と経済成長との関係も重要な論点である．

　第4章「マクロ経済と医療保障」(田中滋) では，いわゆる「国民負担率」をめぐる問題提起がなされる．すなわち，税・社会保障負担と経済活力の関係である．結論としては，OECD等のデータの活用に基づき，両者には実は特段の関係が見られないとの結論が正しいと説く．また世代間の公平に関して，

社会保障制度とのかかわりにおける損得論よりも，どれだけ豊かな生活を送れたかを重要視するデータが示される．最後に，国民負担率を抑制しすぎた場合に起こりうる事態が丁寧に解説されている．

　第5章「医療需要曲線と医師誘発需要をめぐって」（西村周三，柿原浩明）は，2001年の国際医療経済学会で取り上げられた「医療に需要曲線は存在するか？」という刺激的な問いかけの紹介からスタートする．この問いをめぐり，医師誘発需要仮説が詳しく紹介される．まず規範的経済学の観点から，次いで実証的経済学の観点から，「医療需要」を語ることの意味が明らかになっていく構成である．後段では，新しい試みとして，疾病の自覚，医学知識，医療機関への利便性などを含む医学的医療需要モデルが，具体例を上げつつ提示されている．

　第6章「医療における競争と規制」（遠藤久夫）は，医療における規制のタイプと根拠が，公的医療保険，混合診療禁止，医療職免許制度，医療機関の施設基準，医薬品と医療機器の承認制度，病床規制，医療機関の非営利制約，広告規制という興味深いテーマごとに解説される．続いて規制が生み出す非効率も公平に扱った後，市場原理的処方箋に対する政策分析が行われている．特に，混合診療解禁問題および営利病院参入問題等の記憶に新しい対決課題に関する記述は，かねてからこれらの問題を深く考察してきた著者によるものだけに必読と思われる．

　第7章「総医療費水準の国際比較と決定因子をめぐる論点と実証研究」（権丈善一）の前半では，マクロ医療費の決定要因に関する先行研究が手際よく示される．冒頭でまとめられた，「1人当たり医療費水準は1人あたり所得水準で9割程度説明され，高齢化等の医療ニーズは医療費決定因子としては無視できる」との指摘は大切である．また，制度要因は内生的との発見も興味をひく．後半では，日本の医療費の抑制傾向を明らかにした著者自身による実証研究が紹介されている．最後に医療費抑制の理由を政治経済学的に説く論理はきわめて説得的である．

　第8章「少子高齢化と医療費をめぐる論点と実証研究」（府川哲夫）は，少

はしがき

子高齢化と医療費をめぐる論点の整理をふまえ，わが国医療費構造の詳細な検討を示している．具体的には，年齢と受療率・死亡率・医療費の関係，生存者と死亡者の医療費，地域差などが取り上げられる．著者の研究による「死亡者1人当たりの死亡前1年間の医療費は年齢の上昇とともに大幅に低下」という発見のインプリケーションは大いに考える必要があろう．後段では国際比較の視点から見た高齢化と医療費の関係が分析される．そこで示される，日本の医療費対 GDP 比が低い理由も納得がいく．

以上のように，医療経済学の基本を理論的にも文献研究的にも一通りおさえ，政策論もバランスよく紹介された本書は，教科書としても，政策演習の事例集としても意義深いものと考える．研究者や大学院生のみならず医療関係者に広く読まれることを期待したい．

2006年3月

田 中 　 滋

注
1) 配分は allocation，分配は distribution を意味し，両者はまったく異なる概念である．
2) 価値財とは，「公的介入のない状態で決まる利用水準では，当該社会の価値観から見て必須のニーズを充足しない，あるいは経済層による利用格差発生がとうてい承認できないと思われるため，政府（社会保障制度を含む）による費用負担（ないしは強制や説得）を通じて，利用・生産を支援する私的財」を意味する．負の価値財とは，「公的介入のない状態で決まる利用水準が，当該社会の価値観から見て過剰となる恐れが強いため，政府による禁止（ないしは強制や説得）を通じて，利用・生産を制限する私的財」を指す．
3) 物価指数のような明示された定義を伴う指標はないが．

目　次

刊行のことば　i

はしがき　ii

第1章　医療経済学の潮流 …………………………………………… 1
　　はじめに ……………………………………………………………… 1
　　第1節　市場を是とみなす論理構造 ……………………………… 3
　　　　1　混合経済の基本的機能／2　福祉国家の動揺と新古典派経済学の賑わい／3　市場理論における需要と供給の役割／4　市場の望ましさと総余剰の関係／5　市場の介入とそこで発生する非効率
　　第2節　社会経済政策と価値判断，そして政治的態度 ………… 17
　　　　1　新古典派経済学の論理／2　制度派経済学の論理
　　第3節　制度派医療経済学と医師誘発需要理論 ………………… 22
　　　　1　消費者需要の経済学的意味／2　医師誘発需要理論
　　第4節　価格にかわる経済制度の管理と運営 …………………… 26
　　第5節　新古典派医療経済学と制度派医療経済学の性質 ……… 28
　　おわりに ……………………………………………………………… 29

第2章　医療サービスの経済的特性 ……………………………… 37
　　はじめに ……………………………………………………………… 37
　　第1節　医療サービスの需要特性 ………………………………… 37
　　　　1　需要の不確実性／2　情報の非対称性／3　外部性の存在／4　モラルハザードと価格弾力性
　　第2節　医療サービスの供給特性 ………………………………… 48

目　次

　　　　　　1　サービスとしての諸特性／2　高い労働投入比率／3　規模の経済性，範囲の経済性，経験曲線効果／4　医療技術の特性

　　第3節　社会的規範としての医療アクセスの公平性 …………… 56
　　　　　　1　地理的アクセスの公平性／2　経済的なアクセスの公平性
　　おわりに …………………………………………………………… 61

第3章　医療保険の経済理論 …………………………………… 63
　　はじめに …………………………………………………………… 63
　　第1節　民間医療保険の理論 …………………………………… 64
　　　　　　1　理論発展の背景／2　民間医療保険の限界とそれが与える示唆
　　第2節　社会保険の経済分析 …………………………………… 68
　　　　　　1　社会保障と社会保険
　　第3節　高齢化と医療保険 ……………………………………… 78
　　　　　　1　高齢化と所得分配／2　医療と経済の関連

第4章　マクロ経済と医療費用保障 …………………………… 87
　　第1節　国民負担率：数値の把握 ……………………………… 87
　　第2節　問題提起 ………………………………………………… 89
　　第3節　負担率と経済活力 ……………………………………… 93
　　　　　　1　負担率の高い国は経済活力が低いか？／2　負担率の低い国は経済活力が高いか？
　　第4節　負担の公平 ……………………………………………… 96
　　　　　　1　誰がどれだけ負担しているのか／2　世代間の公平
　　第5節　国民負担率の帰趣に関する検討 ………………………100
　　　　　　1　この点について国民負担率が上がりすぎた場合に起こりうる事態／2　国民負担率を抑制しすぎた場合に起こりうる事態

　　　　第6節　国民負担率は社会のあり方を表す ……………………102

第5章　医療需要曲線と医師誘発需要をめぐって ………………107
　　　はじめに ……………………………………………………………107
　　　第1節　伝統的な需要曲線の意味……………………………108
　　　第2節　医療受診意志決定モデル……………………………115
　　　　　1　医療における不確実性と情報の非対称性／2　医療需要
　　　　　の特徴／3　医学的医療需要モデル
　　　第3節　医師誘発需要をめぐって………………………………119

第6章　医療における競争と規制 …………………………………123
　　　はじめに ……………………………………………………………123
　　　第1節　医療における規制のタイプと根拠 …………………123
　　　　　1　医療費支払に関する規制と根拠／2　医療供給体制に関
　　　　　する規制／3　規制が生み出す非効率
　　　第2節　「見える手」vs「見えざる手」 ………………………135
　　　　　1　医療の市場原理シフト／2　情報開示の進展／3　保険
　　　　　者機能の強化論と課題／4　混合診療の解禁とその課題／5
　　　　　病床規制の撤廃とその課題／6　営利病院の参入の課題
　　　おわりに ……………………………………………………………150

第7章　総医療費水準の国際比較と決定因子をめぐる論点と
　　　実証研究 ……………………………………………………………153
　　　はじめに ……………………………………………………………153
　　　第1節　総医療費の国際比較分析に理論的基礎を与えた
　　　　　　Newhouse（1977）研究 ………………………………154
　　　第2節　Newhouse（1977）につづくマクロ医療費分析の2つの
　　　　　　流れ ……………………………………………………………158
　　　　　1　経済環境と医療政策／2　公共選択と医療政策
　　　第3節　医療政策の普遍性と特殊性 ……………………………170

目　次

　　　　　1　標準医療費方程式の推計と日本の政策スタンス／2　医療政策フィールドのなかでの各国の位置

　おわりに ……………………………………………………………………175

第8章　少子高齢化と医療費をめぐる論点と実証研究 …………181
　はじめに ……………………………………………………………………181
　第1節　年齢と傷病・医療費 ……………………………………………184
　　　　　1　年齢と受療率／2　年齢と死亡率／3　年齢と医療費
　第2節　高齢者の医療費 …………………………………………………187
　　　　　1　年齢階級別人口1人当たり医療費／2　医療と介護／3　死亡者と生存者の対比
　第3節　医療費の地域差 …………………………………………………190
　　　　　1　地域差の現状／2　地域差の要因／3　正しいインセンティブの付与
　第4節　高齢化と医療費：国際比較の視点から ………………………192
　　　　　1　日本の医療システムの評価／2　日本の医療費（GDP比）が低い理由／3　1人当たり医療費の年齢区分別パターン
　第5節　まとめと議論 ……………………………………………………196

事項索引　203
欧文索引　207
執筆者一覧　208

第 1 章　医療経済学の潮流
―― 新古典派医療経済学と制度派医療経済学

権 丈 善 一

は じ め に

政治経済を学ぶことのリスク ―― 福澤諭吉「経世の学亦講究すべし」より

　「或人云く…仰も義塾の生徒，その年長ずると云うも二十歳前後にして二十五歳以上の者は稀なるべし．概して之を若干の年齢と云わざるを得ず．……この少年をして政治経済の書を読ましむるは危険に非ずや．政治経済，固よりその学を非なりと云うに非ざれども，之を読て世の安寧を助けると之を妨げるとはその人に存するのみ．余輩の所見にては，若干の生徒にして是等の学に就くは尚早しと云わざるを得ず．その危険は小児をして利刀を弄せしむるに異ならざるべし．……この言誠に是なり．事物に就き是非判断の勘弁なくしてこれを取扱うときは，必ず益なくして害を致すべきや明なり」福澤諭吉（1882）〔福澤諭吉著作集　第五巻所収〕．

　1882年3月23日付けの『時事新報』に，福澤諭吉は「経世の学亦講究すべし」という文章を発表した．これは，20代前半の若者に政治経済を教えようとした福澤に対する社会からの批判を，福澤が，冒頭に引用した文章で紹介する形ではじまる．この文章を本章の冒頭においた理由は，政治経済を学ぶことを，「その危険は小児をして利刀を弄せしむるに異ならざるべし」というきわめて健全な感覚が，かつての日本にはしっかりと存在していたことを示したかったからである．ところが今日，こうした健全な感覚はなくなっている．この状況

第1章 医療経済学の潮流——新古典派医療経済学と制度派医療経済学

は憂うるべき状況であると思う．本章のこの医療経済学の導入によって，〈是非判断の勘弁（分別）なくしてこれ（政治経済学）を取扱うときは，必ず益なくして害を致すべきや明かなり〉ことを，この国において再び思い起こさせることができればと願う．

結論から先に述べれば，医療経済学の基礎をなす経済学には，大きく分けて2つの流れがある．ひとつは，市場の働きに強い信頼を寄せる新古典派経済学[1]であり，今ひとつは，新古典派が想定するような市場の存在に懐疑的，かつ仮にそれが存在したとしても，医療への市場の適用は慎重であろうとする制度派経済学[2]である．医療にかぎらず経済学全般に目を向ければ，今のところは，経済学を学ぼうとする学生たちへの教授法が制度化されているために，研究者の再生産可能性がきわめて高いゆえ，すなわちイニシエイション・コスト（入門コスト，入信コスト）が低いからであろうとは思うのであるが，新古典派経済学者が数のうえでは優勢であり，これに批判の矛先を向ける存在として制度派経済学が位置している．ところが，医療経済の世界では，新古典派よりも制度派の方が一般的であると考えてもよい．その理由は，新古典派経済学を新古典派経済学たらしめるに決定的に重要な役割をはたす消費者需要という考え方が，医療の世界では成立しないおそれがあるということを，普通に考えれば理解できるからである．医療にかぎらず，公と私のあり方をめぐって，新古典派経済学と制度派経済学はさまざまな領域で対立している．そうした対立のなかで制度派経済学は，新古典派が神聖不可侵視する消費者需要という概念の神聖不可侵性を疑う論法をしばしばとる．そしてこの論法は，まさに医療経済の世界において最も典型的にあてはまるために，医療経済のみならず医療政策全般を深く研究している人は，意識的にか無意識のうちにか自然と制度派的な考え方をしてしまうようになるのである．これとは逆に，手広く器用に経済領域全般，たとえば金融や財政にも研究対象をもつ研究者が，自分のひとつの研究領域として医療経済を取り扱った場合には，新古典派的な視点から医療経済を分析する傾向をもってしまうと言ってもよさそうである．本章では，こうした事情を詳述していく．経済学に興味のない人も，ここで本章を閉じるのでは

なく，是非とも先に読み進めてもらいたい．これから述べることは，経済学の話ではあるのだけれども，人がものを考える上で最も基礎的な方法論について論じているのであり，読者の多くが，経済学という言葉で連想するような，無味乾燥で難解な話をしているつもりはない．経済学のまったくの初学者であっても，きっとここで論じていることの意味を理解してもらえるはずである．

　なお，本章冒頭の引用につづいて福澤は，「凡そ物の有害無害を知らんとするには先ずその性質を知ること緊要なり．その性質を知らんとするには先ずその物を見ること緊要なり」（傍点は筆者による）と言う．本章でも，新古典派，制度派，それぞれの経済学の流れをくむ医療経済学の有害無害を知ってもらうために，まず新古典派医療経済学の基礎をなす新古典派経済学の性質を要約し，それと対比しながら制度派医療経済学とはいかなる性質をもつのかを考えてもらう形で説明を行っていこうと思う．またここでは性質——物事の本来固有に有するものであり，それにより他の事物と種類を区別されるもの——をみることに焦点をあてることに注意してもらいたい．他と比べた特色をみようとせずに，たとえば新古典派経済学の理解と記憶にいくら時間をかけてみても，福澤の言う「必ず益なくして害を致すべき」状況は，やはり改善されそうにないのである．

第1節　市場を是とみなす論理構造
——新古典派経済学における市場理論

1　混合経済の基本的機能

　医療サービスが必要なときに，どうすれば医療サービスを消費することができるかという問題設定をしてみよう．かつて経済人類学者のカール・ポラニーは，人類史上に現れた財・サービスの入手方法には，「互酬」，「再分配[3]」，「市場交換」の3つがあるとした[4]．互酬とは，継続的な貸し借り関係，つまり「与える」行為と「返礼」行為が伝統的に継続されていく関係にもとづく方

法であり，現在でもしばしば地方でみられる隣近所での葬儀の手伝いや，宅配便の預かり合いなどがこれにあてはまる．市場経済が支配的となる以前には，互酬はかなり中心的な役割を担っていた．再分配とは，統制力をもつ中央へ，財・サービスや購買力をいったん集め，それを再び分配する方法であり，医療への購買力を中央に集め，この購買力を，医療を必要とする人びとに再分配する福祉国家の現行制度もこれにあてはまる．市場交換とは，個々人の自由意思にもとづいてひとりひとりが所有する財・サービスを相互に交換する方法であり，われわれが日常的に財・サービスを入手している方法である．この市場交換は，今日的には貨幣の仲介を経て行われることが一般的である．

　ポラニーの指摘したように人類史上，財・サービスの入手方法は，「互酬」，「再分配」，「市場交換」の3つしかなかったようである．そして歴史的にみれば，個々人が財・サービスを入手する方法は，18世紀半ばにイギリスで起こり各国に普及していった産業革命以前では，互酬や再分配が中心であったのであるが，産業革命以降になると，市場が急速に中心的な役割を獲得していった．そして先進諸国を対象として，より細かく歴史をながめてみれば，市場の守備範囲は，それぞれの国で若干の違いはあるが20世紀初頭において最大となった．産業革命以降，市場の守備範囲が拡大するのを思想的に支えたのが，最初は古典派，そして後に新古典派経済学と呼ばれた学問であり，これら古典派・新古典派経済学は，市場の長所を国造りに影響力のある人びとに理解させるのにはかりしれない貢献をし，彼ら国のエリートたちは，社会のあらゆる側面でそれまで互酬，再分配が担っていた役割を市場に切り替える制度作りを進めていった．

　しかしながら，再び国で若干のずれはあるのだけれども，20世紀はじめから，市場に対する再分配の巻き返しが開始されることになる．その際，市場に向かって大きく振れていた振り子を，再分配の方向に振り戻した主役を演じたのが社会保障であった．広範囲の市場と大規模な再分配が混合する現代の国家は，混合経済をもつ福祉国家と呼ばれている．この福祉国家の基本的な仕組みを，現代社会を構成する主要な3部門——家計，市場，政府——と，2つの市場

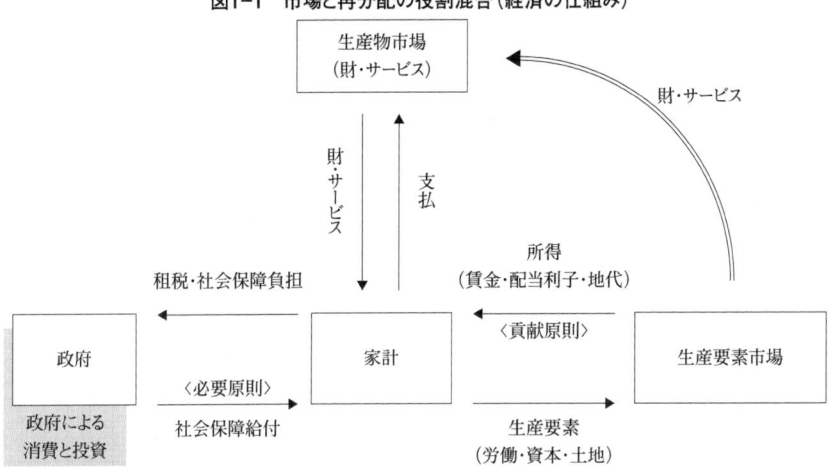

図1-1 市場と再分配の役割混合（経済の仕組み）

```
                           生産物市場
                           （財・サービス）
                              ↑  ↑
                        財・   │  │         財・サービス
                        サー   │  │ 支
                        ビス   │  │ 払
                              │  │
          租税・社会保障負担    │  │    所得
                              │  │    （賃金・配当利子・地代）
                              │  │
                              │  │        〈貢献原則〉
    政府  ←──────────  家計  ──────────→  生産要素市場
         〈必要原則〉
政府による  社会保障給付            生産要素
消費と投資                         （労働・資本・土地）
```

――生産要素市場，生産物市場――を登場させた概念図をもって説明しておこう．2つの市場の前者，生産要素市場とは，財・サービスを作るのに必要となる生産要素である労働・資本・土地が売買される市場のことであり，後者の生産物市場とは，生産要素を用いて作られた財サービスを，消費者，ここでは家計が購入する市場を意味する．なお図1-1のモデルでは，医療保険のような現物給付の社会保障については，政府が医療を購入するための購買力をいったん集め，その購買力を生産物市場で医療を購入した家計に再分配する制度として理解しておいてもらいたい．こうした理解のもとでも，ここでの議論の本質には影響を与えることはない．

　図1-1にしたがって説明すれば，まず家計は，みずからが所有する生産要素を市場に供給し，その見返りとして所得を得る．市場の分配原則は，生産要素が生産にどの程度貢献したかに応じて分配するという〈貢献原則〉である．この1次分配から，政府は公権力を用いて，租税・社会保障負担を強制的に徴収する．そして政府は，徴収した資金を用いて，公務員を雇用したり，公共事業を行ったり，国防などの公共サービスを供給したりする．そして政府は，徴収したかなりの部分を，今度は，社会保障給付として，家計が必要としている

程度に応じるという〈必要原則〉にもとづいて再分配する．ようするに，社会保障という再分配制度の基本的な役割は，市場の分配原則である〈貢献原則〉にもとづいた所得分配のあり方を，家計の必要に応じた〈必要原則〉の方向に修正することなのである．他面，家計は，所得から租税・社会保障負担と貯蓄を差し引いた額（＝可処分所得）で，生産物市場から財・サービスを購入することにより，みずからの需要を満たす．ここで需要とは支払い能力に裏付けされた必要のことであり，家計は財・サービス消費の必要を感じていても，支払い能力がなければ，財・サービスを利用する権利を社会から与えてもらうことはできない．

　医療サービスを市場という方法で各家計に分配するということは，貢献原則にもとづいて分配された所得に強く依存した形で医療サービスが分配されることを意味する．繰り返しをおそれずに言えば，支払い能力に裏付けされた必要が需要であり，医療需要――医療の場合は往々にして医療保険需要――も所得分配の状況に強く依存しているのであるから，医療サービスを市場で分配することは，医療サービスを利用する権利を所得に応じて付与するということ，すなわち所得階層に応じて医療消費の質量が階層化するおそれのある事態を容認することにつながってしまう．しかしながら本当にそれでよいのか？　それでよいというのであれば，それもひとつの価値判断の帰結として尊重されるべき見識であるのかもしれない．だが，その状態には少し問題があるのではないかと思うのであれば，そこから先に考えなければならないことが山ほどに出てくる．

　貢献原則にもとづいて分配された所得を必要原則に修正しようとする再分配は，言うまでもなく市場とは違う．たとえば市場では，ひとりひとりの交換契約において給付反対給付均等の原則（等価交換の原則とみなしても可）[5]が成立していなければならない．そして再分配では，公的医療保険制度をイメージすれば簡単にわかるように，ひとりひとりでみれば給付反対給付均等の原則は破られている．しかしながら，市場で給付反対給付均等の原則が成立しているのは，この原則を厳守しなければ民間企業は経営が成り立たなくなるからである．

このあたりのことが理解できない者は，再分配の世界が市場の世界とは異なると批判しては，無理矢理に市場に則した制度への改変を迫り，結果的に再分配の基本的な役割をなくした制度を提唱したりすることになりかねない．この点，医療保険に例をとり少し説明しよう．

強制的な公的医療保険制度の3つの再分配

　たとえば民間医療保険が市場で行っている保険的再分配——これはポラニーの分配3分類にもとづけば（再分配という言葉にかかわらず）市場交換に属する——は，給付反対給付均等の原則（保険学の世界では主唱者の名をとりレキシスの原理と呼ぶ）を満たさざるを得ず，この原則は次式で表される．

　　　$P = wZ$

　　　P：保険数理的にフェアな保険料，w：リスク，Z：保険金．

　給付反対給付均等原則を満たす保険数理的にフェアな保険料 P は，リスク w と保険金 Z のみに依存する．ところが，強制的な公的医療保険では，所得に比例した保険料を支払い，病気になったときには，支払った保険料とは関係なく給付を受けることができる．したがって，公的医療保険は，給付反対給付均等原則を満たす保険的再分配に加えて，他に2つの再分配を行っていることになり，合計3つの再分配がなされていることになる．

- （疾病リスクが等しい者の間での）保険的再分配
- （高所得者から低所得者への）垂直的再分配
- （健康な一般国民から病弱者への異なる）リスク集団間再分配

　ここで保険的再分配とは，リスクが等しい被保険者間（$w_i = w_j$）で所得が再分配されることをいう．垂直的再分配とは，疾病リスクは等しい（$w_i = w_j$）が，所得が異なる被保険者間（$y_i > y_j$）で，高所得者から低所得者へと再分配されることをいう．リスク集団間再分配とは，所得は等しいが疾病リスクが異なる被保険者間（$w_i = w_j$）で，健康な一般国民から病弱者へと再分配されることをいう．さらに，リスク集団間再分配は，異なる家族規模間での再分配をも含むものとしておこう．

このように，強制的な公的医療保険は，保険的再分配，垂直的再分配，リスク集団間再分配という3つの再分配を行っている．このうち保険的再分配のみが給付反対給付均等の原則をいつも守っていられるのであり，給付反対給付均等の原則を固持しようとすれば，垂直的再分配，リスク集団間再分配は捨てなければならない．他面，市場における任意保険にあっては，給付反対給付均等の原則に則った保険的再分配しか行うことはできない．というのも，いま仮に「慈悲深い民間保険」が，垂直的再分配やリスク集団間再分配を行おうと思って，低所得者，病弱者には，給付反対給付均等の原則にもとづいて計算される保険数理的にフェアな保険料以下の保険料を課し，その一方で，高所得者，健康な一般国民には，保険数理的にフェアな保険料以上の保険料を課したとする．このとき，「普通の民間保険」がライバル会社として登場し，高所得者，健康な一般国民に，給付反対給付均等の原則に則った保険を販売するとしよう．結果は明かであり，高所得者，健康な一般国民は，「普通の民間保険」を「慈悲深い民間保険」よりも選好するであろう．ために，「慈悲深い民間保険」は赤字となり，経営がなりたたないことは確実となる．垂直的再分配やリスク集団間再分配を行おうと思うのであれば，公が強制力をもって行うしか方法はない．

ようするに，給付反対給付均等の原則は，それ自体に人間社会のなかで価値があるから厳守されているわけではなく，市場において経営体が継続して存在するためにはその原則を守り抜かなければならないから民間の経営体はそれを死守しているというだけのことなのである．そして再分配の世界では，おのずと違った原則が支配的となるのは当然となる．

先に，再分配の世界が市場の世界とは異なると批判しては，無理矢理に市場に則した制度への改変を迫り，結果的に再分配の基本的な役割をなくした制度を提唱したりすることになりかねないと述べた．この話を，強制的公的医療保険にあてはめて言えば，この制度に無理矢理に市場に即した制度への改変を迫るというのは，結果的に，医療保険から垂直的再分配やリスク集団間再分配をなくした制度を提唱することと同じことになる．強制的公的医療保険を民営化すべきかどうかと問うことは，垂直的再分配やリスク集団間再分配を組み込ん

だ医療保険制度を，われわれはもつべきか，あるいはそれは不要と考えるかという価値判断をすることと同じ問いとなるのである[6]．

2　福祉国家の動揺と新古典派経済学の賑わい

ところで，前に「混合経済の基本的機能」で論じたように，生産・分配面における再分配の巻き返し，すなわち社会保障政策が誕生し普及していった時期には，新古典派経済学の勢いは弱まっていた．そしてその後しばらく，混合経済が順調に〈成長と雇用〉を保障している段階では，新古典派経済学は息をひそめていた[7]．ところが1970年代に入ると，福祉国家は，現代国家が政策目標の第一と考える成長・雇用を保障する機能を失いかけてきた．そして1970年代末には，再び新古典派経済学が勢いを盛り返してくることになる．新古典派経済学は，市場の役割に強い信頼をおくために必然的に小さな政府を支持し，大きな政府を批判する役割を社会的に担うことになる．ところが図1‐1にも示したように，新古典派経済学にもとづいて小さな政府を支持するということは，同時に，分配の必要原則よりも貢献原則に重きをおくということを意味することにつながる．とはいえ，通常の経済学の教科書を学んでいるだけでは，そうした分配面の話が表に出ることはまずない．通常の経済学教科書は，図1‐1で示した生産物市場に消費者たちの需要が存在するところから説明をはじめ，市場が効率性をどのように達成してくれるのかを説く．その論理は実にシンプルなものであり，一見すればいかにも説得的にもみえる．本章の読者には経済学の初学者もいると思われるので，市場理論の概略を説明しておこう．

3　市場理論における需要と供給の役割

ここでは市場理論を説明するために，消費者が1日当たりの入院価格を勘案しながら入院日数を選択するモデルを用いることにする．通常の教科書では，みかんやりんご，肉や米の市場を用いて市場の働きを説明し，その後，ひとりひとりが強く興味をもつ財・サービスをそこにあてはめて，みずから考えてもらうという方法をとる．しかしながら，多くの経済学初学者には，みかんやり

んごで例示された市場理論の意義を直感的に理解した後に，もう一度，たとえば医療をそこにあてはめて考え直すという作業さえ節約して，市場の長所が医療にも直線的にあてはまると考えるだけで思考を停止しているのではないかと疑いたくなるふしがある．それゆえにここではあえて，医療経済学が対象とする市場のひとつである入院市場を用いて市場理論を説明する．読者は，説明の途中で違和感をいだかれるかもしれない．もしそうした違和感を覚えるのであれば，すぐにその内容をメモに取り，なにゆえに自分が違和感をいだくのかを，じっくりと考えはじめてもらいたい．だが，その問いに納得のいく解は，生涯をかけても得られないかもしれない．というのも，市場をダイレクトに医療に適用すべきでないと考えている研究者の間でさえ，その根拠について共通の見解など得られていないのが現状だからである．しかし疑問に対して解を得ることよりも，疑問をもつということの方がはるかに大切な知的営みである．次の入院市場モデルに対して，読者には多くの疑問を感じ取ってもらえればと思う．

　図1-2，図1-3には入院日数を病院と患者が売買する生産物市場における需要曲線を描いている[8]．需要曲線とは，いま入院診療が1日10万円ならば1日しか入院するつもりはないが，5万円ならば5日入院してもよいと考える人の欲求構造を示したものである．もっともそうした欲求構造には人により違いがある．そこで図1-2には，一例として5万円で5日の入院を需要する高需要者の需要曲線を描き，図1-3には5万円では3日しか需要するつもりはない低需要者の需要曲線を描いている．こうした需要の高低は，たとえば低需要曲線を意識している人の所得が増えると，高需要曲線にシフトすると考えるのが自然であるように，所得に強く依存しているものとみなされ得る．図1-4は，入院市場全体に存在する患者の需要曲線を横に足し合わせて得られた市場需要曲線である．1日の入院で10万円かかるのならば市場全体では5千日の需要量，5万円ならば需要量は2万日に増え，2万5千円では3万日の需要があるものとして市場需要曲線を図示している．供給曲線とは，利潤極大化を目指す病院がどんなに無駄なく経営を行ってみても，入院を1日分準備するのに

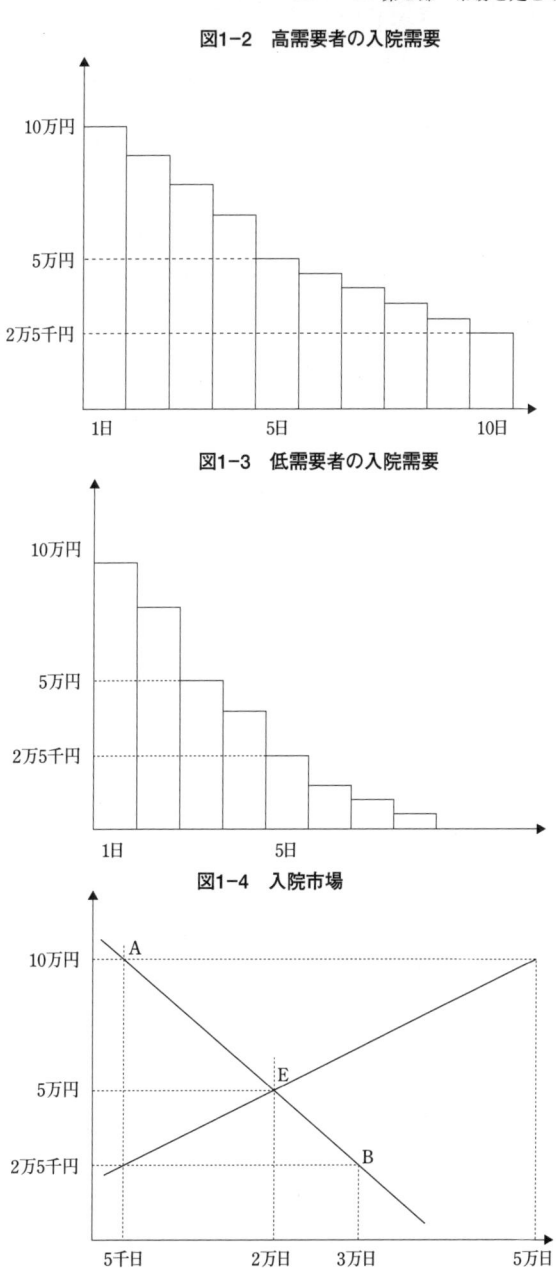

第1節　市場を是とみなす論理構造

図1-2　高需要者の入院需要

（縦軸：10万円、5万円、2万5千円／横軸：1日、5日、10日）

図1-3　低需要者の入院需要

（縦軸：10万円、5万円、2万5千円／横軸：1日、5日）

図1-4　入院市場

（縦軸：10万円、5万円、2万5千円／横軸：5千日、2万日、3万日、5万日／点A、E、B）

費用が5万円かかってしまうとか6万円かかるとかの技術的な関係を描いたものである．図1-4では，これを右上がりに描き，入院市場での供給量が増加すると単位当たりの費用が上昇する状況を描いている．

さて，入院市場において初期点がAにあるとする．病院は10万円ならば5万日分の入院日数を売りたいと思っているが，患者は5千日分しか購入するつもりはない．このとき超過供給が発生していると言われ，病院はこの値段では売れ残りが生じると気づくにつれて，彼らのなかから価格を下げて他の病院の患者を奪い取ろうとするものが出てくる．ひとつの病院が価格を引き下げれば競争相手も値引きせざるを得なくなる．そうしないと患者を完全に失ってしまうからである．価格が下がってくれば，患者たちの購入量も増えていき，最後に市場では5万円で2万日分の入院が取引されることになる．

他方，いま初期点がBにあるとする．病院は1日当たりの入院価格が2万5千円ならば5千日分しか売るつもりはないが，患者は3万日分買いたいと思っている．このとき超過需要が発生していると言われ，患者の一部は，自分が購入する分を確かなものとするために，わずかに高い価格でも購入すると病院に申し出る．他の患者も入院することができるようにするために，それに追随せざるを得ず，市場での価格の上昇を受け入れつづける．価格が上がってくれば，病院の入院生産量も増えていき，最後には市場では5万円で2万日分の入院が取引されるようになり，市場は均衡する．

ここで均衡（equilibrium）とは，かつて物理学の世界から移入された言葉であって，ある力がバネに働くとバネは振動し，その振動は最終的には停止する．その停止状態は，外から力が加わらないかぎり動かない．こうしたバネの停止状態を均衡と言い，市場もE点では，バネの均衡と同じように，外からの力が働かないかぎり動くことはない．そして均衡点Eの価格を均衡価格，その時点での取引量を均衡取引量と表現する．ところで，経済学は，この均衡点を，経済政策の上で目標とすべききわめて望ましい状態と想定し，需要曲線と供給曲線の交点である均衡点を，最善の状態であるという意味を込めてゴールデン・クロスと呼ぶことさえある．バネならば，均衡状態に対して，それが望ましい

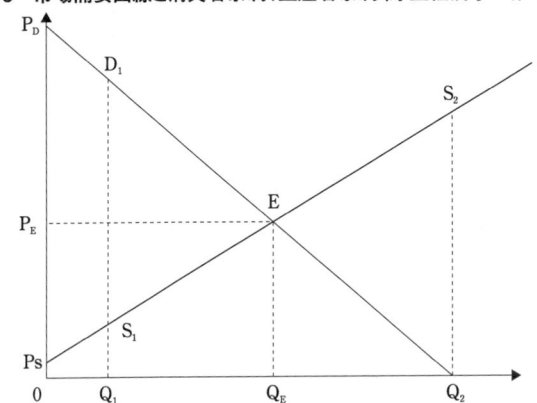

図1-5 市場需要曲線と消費者余剰、生産者余剰（厚生経済学の第1定理）

状態であるというような価値判断は付随しない．けれども経済学では，均衡点Eは望ましい状態となり，その論理構造が，基本的には市場の望ましさを言う際の論拠となっていく．次には，なぜ経済学では均衡点Eをそれほどまでに望ましいと考えるのか説明しよう．そのために，いわゆる「望ましさ」を経済学の思考枠組みのなかで考える研究領域——厚生経済学——の要点を紹介する．

4　市場の望ましさと総余剰の関係
　——厚生経済学の第1定理と第2定理

　経済学が考える市場の望ましさの根拠の相当部分は，社会的余剰という概念のなかにある．社会的余剰とは消費者余剰と生産者余剰との総和である．このうち，消費者余剰とは，次のようなものである．たとえば図1-2に登場する高需要者は入院1日分を買うのに10万円を支払ってもよいと思っていたのであるが，病院に出かけると5万円で売っていたとする．このとき高需要者は，5万円で入院1日分を購入することができたために5万円分得した気分になるはずである．この得した気分を貨幣換算したものが消費者余剰と呼ばれる．再び図1-2をみてもらいたい．高需要者は，最終的には5万円で5日分の入院を購入したとすると，消費者余剰は，最初の1日目ならば5万円，2日目の消費者余剰は4万円……と計算され，5日目の消費者余剰はゼロと計算されていく

ことになり，これらを足し合わせたものが市場価格5万円時の高需要者の消費者余剰となる．図1-5の市場需要曲線の場合も同様の方法で消費者余剰を計算することができる．たとえば価格P_Eのときに消費者は，全体で□$P_D 0 Q_E E$の満足を得ているが，彼らは□$P_E 0 Q_E E$の支払いしかしていない．したがって消費者余剰は△$P_D P_E E$となる．これに対して図1-5における生産者余剰とは，価格P_Eで取引されるときに△$P_E P_S E$となる．これは，生産者が消費者から受け取る収入は□$P_E 0 Q_E E$であるが，生産に要した費用は□$P_S 0 Q_E E$でしかないため，そこでの生産者余剰は□$P_E 0 Q_E E$マイナス□$P_S 0 Q_E E$となるからである．そして消費者余剰と生産者余剰を足した△$P_D P_S E$が総余剰または社会的余剰と呼ばれることになる．

　経済学が，市場の価値を伝える役割をはたすことを理解する上で大切なことは，総余剰は市場均衡時に極大化されるということである．入院日数がQ_1だけ取引されている状態では，総余剰は，□$P_D P_S S_1 D_1$でしかない．図1-5から容易にわかるようにQ_1の取引量では，市場全体からみれば総余剰を増やす余地が残っているという意味で非効率である[9]．さらに入院価格がゼロで入院日数がQ_2だけ取引されているとき，総余剰は△$P_D 0 Q_2$マイナス□$P_S 0 Q_2 S_2 =$ △$P_D P_S E$マイナス△$E Q_2 S_2$であり，この場合も価格を引き上げ取引量を減らせば総余剰を増やすことができるのは一目瞭然となる．このように〈競争的市場に任せておけば総余剰が極大化される，別の言い方をすれば効率的な資源配分が達成される〉ということは，厚生経済学の第1定理と呼ばれている．そして厚生経済学には第2定理まであり，これは初期の所得分配を変更すれば，その所得分配に応じた効率的な資源配分を，市場が達成してくれるというものである．この第2定理は図1-1～図1-3を総合して考えれば理解できるであろう．生産物市場で観察される需要は家計の所得に依存する．家計の所得を再分配政策などで変化させれば，個々の家計の需要も変化するし，その結果，市場全体の需要も変化する．だが，振動するバネがやがて均衡点で静止するように，市場も新たな均衡点で動きは止まり，そこで総余剰が極大化されることになる．これは厚生経済学の第2定理と呼ばれている．

こうしたものが市場理論の骨子である．説明する際の譬えには医療の入院日数をとりあげたが，もしこの比喩では納得いかないのであれば，みかんやりんごなどを想定してもらえられればと思う．おそらくその場合には，抵抗もなくこの理論を受け入れられるのではなかろうか．先にも論じたように，経済学教育のなかでは，通常は，みかんやりんごを例に用いて市場理論を教え，市場の働きのすばらしさを説く．本章は医療経済学のテキストであるゆえに，入院市場を対象として市場の働きを説明した．このテキストを執筆するサイドからの関心は，読者が入院市場モデルにどのような違和感をいだかれるかということにある．違和感がないのであれば，本章を読むのはここで終わりとしてもよいであろう．違和感を覚えるのであれば，なぜ自分は入院市場モデルを受け入れがたいという感情をいだくのかをじっくりと考えつつ，この先にも目を通してもらえればと思う．

5　市場への介入とそこで発生する非効率
——死荷重と再分配の必然的関係

　新古典派経済学者の多くは，所得を現金で直接再分配することにはさほど反対はしないけれども，医療というようなある消費項目を対象として政策介入することには反対する傾向がある．その理由のひとつは厚生経済学の第 2 定理がひろく信じられているためであり，いまひとつは，生産物市場に政府が介入して均衡点を動かそうとすれば，そこに必ず非効率が発生するということが，市場理論によって簡単に示されるからでもあろう[10]．このことを分かってもらうために死荷重（デッド・ウェイト・ロス）という概念を理解してもらわなければならない．

　再分配というのは，市場サイドからながめれば，これは市場への介入行為のことである．いま，政府は国民から医療保険料を徴収し，入院を購入した家計に，購買力を再分配することにより，実質的には入院を無料化したとしよう．そこで，確実に発生するのは総余剰の減少であり，経済学ではその減少分を死荷重（デッド・ウェイト・ロス）と呼ぶ．再び図 1-5 をみてもらいたい．政府

第1章 医療経済学の潮流——新古典派医療経済学と制度派医療経済学

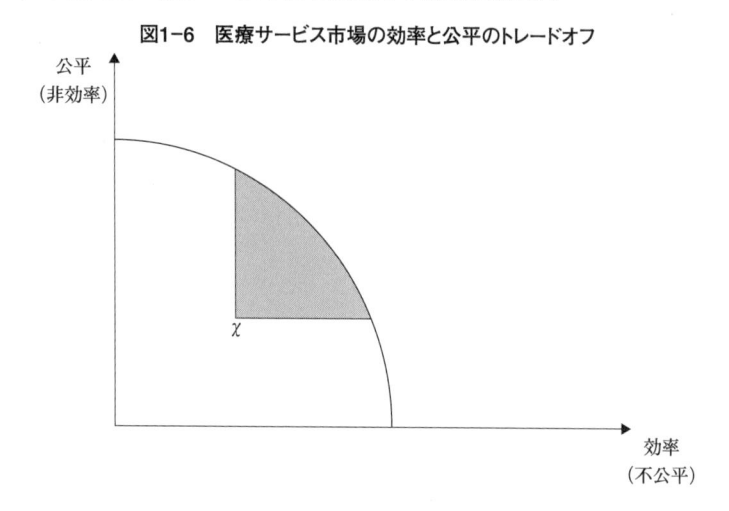

図1-6 医療サービス市場の効率と公平のトレードオフ

が医療給付を行って入院費用をゼロにしたとする．そうするとQ_2が需要され，このとき，先にみたように総余剰は，市場均衡時の$\triangle P_D P_S E$より$\triangle EQ_2 S_2$だけ小さくなる．この$\triangle EQ_2 S_2$は死荷重と呼ばれ，医療保険が存在したために発生した非効率の量を示すことになる．

　たしかに，市場理論が教えるように，生産物市場に政府が介入し市場均衡を撹乱すれば，いつでも確実に死荷重は発生する．それは論理的にみて常に正しい．しかしながら，ここで重要なことは，図1-1にみたように，再分配は，分配の貢献原則を必要原則の方向に修正する役割をはたしているということである．いま，必要原則にもとづいて医療を利用できるようにすることを公平の追求と表現することにしてみよう．そうすれば，再分配によって市場に発生した非効率，すなわち死荷重という費用を支払って，われわれは公平という価値を購入したと解釈することができる．この側面を無視して，非効率だけを取り扱うのは，市場と再分配のフェアな比較とは言えないであろう．市場と再分配の長短を比較する際には，次の関係を想定すべきである．つまり，われわれは，効率を追えば公平を捨てなければならず，その逆に公平を追えば相応の効率を放棄しなければならないという，一種の技術的な制約条件のなかから，政策解として1点を選択しなければならない．

もちろん，現実が図1-6における x 点のとき，x を起点とするグレーゾーン内であれば，現実よりも効率，公平の両方を高めることができる．そして実際，そうした状況は非常に多くの局面にあてはまるであろうから，公平を守ることが，必ずしも効率を損なうことの免罪符となるわけではないことをしっかりと理解しておこう[11]．

第2節 社会経済政策と価値判断，そして政治的態度

1 新古典派経済学の論理

それでは，図1-6に示されるように，効率と公平のトレードオフな制約条件のなかから，現実の1点を選択しなければならないとすれば，われわれはどのようにしてその点を選択すべきなのであろうか．この問に答えを準備できそうにない人も心配することはない．この問いに対する学問上の解答などどこにも存在しないのである．この選択は，図1-1で説明したように，貢献原則に応じた所得分配と必要原則にもとづく所得分配とのいずれをどの程度重視するかという価値判断を行うことにつながり，この価値判断は，人びとが全身全霊でもって悩み，自分の信念となし得る答えを全人格をかけて準備するしか方法はない．世の中の誰ひとりとして，解答が載っている教科書ガイドのようなものをもっている者はおらず，これが正解であると胸を張って言う者がいたとすれば，その人はあまり信用しない方が良いだろうとも思える．

もっとも社会全般を長いタイムスパンでながめてみると，この価値判断がいかなる時期にどのような偏りをもっていたかを言うことはできる．産業革命以降，市場隆盛，古典派・新古典派経済学隆盛期には，図1-7にみる効率性重視の方向に政策が振れた．しかしながらそのその後，市場に任せた分配では信じがたいほどに生活水準が引き下げられた労働者生活の発見，労働組合の興隆，大恐慌の発生，ケインズ経済学[12]の誕生など，それこそ数え切れないほどの

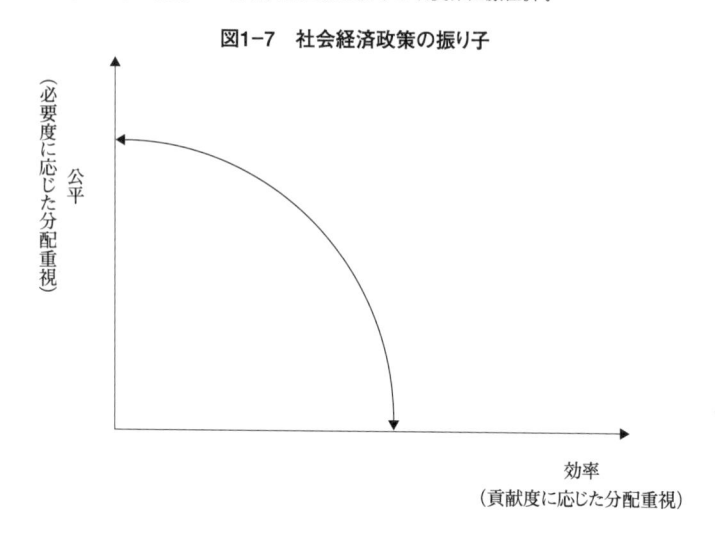

第1章 医療経済学の潮流——新古典派医療経済学と制度派医療経済学

図1-7 社会経済政策の振り子

（縦軸）公平（必要度に応じた分配重視）
（横軸）効率（貢献度に応じた分配重視）

状況と並行しながら，社会の価値観は大きく公平の方向に振れ，経済学研究の問題設定の流行もその方向に振れた[13]．ところが，1970年代の後半にはいると，各国の財政事情は厳しくなり，税や社会保険料の引き上げが難しくなっていくにともない，再び振り子は効率の方向に戻りはじめる．この時期，医療経済の世界では，死荷重が医療保険の普及によってどの程度の大きさになったのかを推計し，その額がどれほど大きな額であるかを示す研究などが流行ることになったり[14]，経済学者たちがそろって，再分配の縮小，市場支持を帰結する問題設定を行うようになってくる．日本では1980年代にこの動きが顕著となり，その時期に日本に新古典派の医療経済学がアメリカから輸入されてきたと考えてもよいであろう．

さて，ここで注意してもらいたいことは，経済学や医療経済学という学問そのものは，歴史的に動く振り子のいずれの方が正しいのか，正しくないのかなどを教えてくれるものではないということである．それは，たとえば，アメリカの共和党と民主党の政策のいずれが正しいのか，イギリスの保守党と労働党のいずれが望ましい政策を掲げているのかを学問でもって証明するのは無理なのと類似の問題であることをわかっておいてもらいたい．もっとも，過去にお

いて,そして現在でも,新古典派経済学が,再分配よりも市場の方を人びとにすばらしいものであることを説得する役割を担ってきたのも事実である.そのときの論法のトリックは,すべての人びとが同質の個人から構成される社会を想定したり,分析対象の焦点を生産物市場のみにあてたりすることにより,公平の問題を捨象するための工夫を施したことにある.こうした仮定のもとに市場理論を展開すれば,市場均衡がもたらす効率性の達成のみを至上の善であるかのように取り扱えばよい状況が作られる.そしてそうした分析上のトリックに気づかないままに新古典派経済学を無批判に学べば,いわゆる,政治的には保守的な政策解を支持する経済学徒として再生産されるようになる.経済学とは,そういうものなのである.

2 制度派経済学の論理

ところで,保守的な政策よりもリベラルな政策の方を支持する者がいるように,新古典派経済学が導き出す政策解を支持せず,たとえば,「政府は,すべての市民が保健・医療にかかわる基本的なサービスの供与を享受できるような制度を用意する責務を負うことになるわけである.……医療を経済に合わせるのではなく経済を医療に合わせるのが……医療を考えるときの基本的視点[15]」と論じる経済学者もいる.こうした考えの持ち主は,新古典派経済学を批判的にながめているという共通点があり,そういう人たちは多分にケインズの考え方に共鳴しており,政治的姿勢としてはリベラリズム[16]——アメリカではどちらかと言えば民主党,今日のイギリスではどちらかと言えば(階級政党の趣をとうに離れた)労働党——を支持するという共通点をもっている.そしてそうした人たちの一部は,経済学的には制度学派に属することになる.個人的に推測するに,新古典派の経済学を信奉する人にリベラリストはいるが,制度派経済学に属している人たちが保守政党を支持することは,まずないように思える.

なお,医療を利用する権利は市場とは異なった形で人びとに与えられるべきであると考える人の間でも,その根拠についてはさほどの統一性はなく,理由

はまさにさまざまである．その論法はおよそ3つにまとめられるであろう．
 1) 市場の失敗論
 2) 権利論
 3) 医師誘発需要理論

　第1の市場の失敗論とは，1960年代から70年代の初頭にかけて先進諸国で公害などが多発するなか，こうした問題を解決することを期待されて誕生してくる公共経済学において，経済学には従来からあった考え方が再び理論的に精緻化されていった概念である．この市場の失敗論は，新古典派経済学の枠組みのなかで，公共の役割の重要性を言おうとする論法であり[17]，それゆえに無理と限界が目立つ論法でもある．たとえば，医療サービス消費の便益は医療の直接の利用者のみではなく回りの人にも便益をもたらす外部性をもつものであるという理由などをあげることにより，市場均衡が総余剰の極大化を保証するものではないことを論じることができる．しかし外部性がどの程度あるのかなどは，実は誰も知るよしもない．ゆえに，この論法は水掛け論に陥るのが落ちとなる[18]．さらには，最近では，1970年代以降に経済学の世界に定着してきた情報の経済学を用いて，医療には逆選択の問題があるから公的介入がないと市場が存在しなくなるという論法を作ってみることもできるし，実際にそうした論法が一部はやってもいる．だが，医師や保険者が，患者の健康情報を把握できないゆえに，逆選択が生じるという市場の失敗論は，医療を市場に任せると，痛い目にあうのは低所得者・無職者，そして病弱者であり，こうした人たちばかりが保険に入れなくなって，医療を受けられなくなるという事実を説明できない．医師や保険者は，おそろしいほどに患者情報をもち得るし，その情報にもとづいて患者や被保険者を選択するという，いわば「順選択」を行う市場支配力をもっており，医療では「逆選択」があてはまる世界は支配的ではないのである．だからこそ現実には，国民的な公的医療保険をもっていないアメリカにも医療市場が存在しているのであるし，そこで観察されるのは，低所得者・無職者，そして病弱者をはじめとして国民の6分の1にものぼる無保険者の存在であって，決して中・高所得者向けの市場が存在しないことが問題なのでは

ない．そこで問われていることは，低所得者・無職者，病弱者には医療保険がなく，中・高所得者，健康な一般国民にはそれがある状況を受け入れるか受け入れないかの価値判断の問題なのである．

　第2の権利論とは，医療のような人間の生活に基本的な財・サービスについては，これを消費することは市民権，生存権の問題であり，この権利は所得や資産とは独立に人びとの間に平等に分配されるべきであるという理由を前面に掲げる論法である．日本における制度派経済学者の模範のひとりとも言える宇沢の「社会的共通資本」の考え方[19]は，まさにこれに属し，制度派経済学の論者は，医療問題に関して，この権利論の立場から議論を行う．

　第3の医師誘発需要理論とは，医療においては情報は供給者に偏在しており，市場の役割を説明するのにきわめて重要な役割をはたす需要というものが，はたして医療では存在しえないのではないか，したがって生産・分配で重要な役割をはたす価格以外のものを考える必要があるのではないかとする論法である．通常，第2の権利論と第3の医師誘発需要理論とは，まったく別のものとして取り扱われており，医師誘発需要理論を支持する医療経済学者自身も，自分が権利論者，制度派経済学者であるとの自覚はあまりない．しかしながら，医師誘発需要論者が，需要という概念をあてにせずに医療制度をデザインしようとすると，権利論的，制度派経済学的なアプローチを採用せざるを得なくなるのである．本章の後半では，そうした理由を論じていくことになる．だが，その前に，ひとつ述べておきたいことがある．

　たとえばアメリカには，先進国が保有するほとんどすべての住民を対象とした公的医療保障は存在しない．ところがこのアメリカにしても低所得者・高齢者向けにメディケア・メディケイドという公的医療制度は存在するのであるが，その成立過程を理解するのに，この制度ができた時期にベトナム戦争があったことを抜きにすることはできそうにない．ベトナム戦争に深入りし，泥沼化していくその最中に，部分的ながら，公的医療保障制度が導入されていくのである．さらには，イラク戦争の混迷のなかでメディケアへの国庫負担増額が決められることも同じような理由によるのかもしれない．こういう推論に読者が同

意してくれるのであれば，医療を市場に任せるべきなのか，そうすべきでないのかを問う他に，なぜ，医療を市場に任せている国がほとんどないのか，そしてさらには，なぜ，先進諸国のなかではアメリカのみが低所得者・高齢者を対象とした公的医療保障制度しかもたない国であるのかという問いについても是非とも考えてもらいたい．この問題をダイレクトに考察したものとして，フュックス（Fuchs, V.R.）の2つの論考がある[20]．これらの論考は，先に入院日数市場で市場理論を説明したときに抵抗があった人には必読であろうと思える．さらには，フュックスによる，若き医療経済学者への助言をも含む講演録にも目を通してもらいたい[21]．そこには，専門職規範の重要性（本章の後で述べる），制度（institution）の重要性，医療制度を分析する学問としての経済学の強みと弱み，分析における価値判断の重要性，そして医療経済を学ぶ者の心得など，実に示唆に富むことが論じられている．

　そして次節では，上のフュックス講演が行われた1999年6月の国際医療経済学会のひとつの場面を描写することにはじまり，医療経済における需要の取り扱い方について説明しておこうと思う．先に市場理論を説明した際に，需要曲線が決定的に重要な役割を演じたことを思い出してほしい．医療の場合は，需要にもとづく推論が，はたして適用できるのか否か．このあたりの認識の相違が，結果的に，新古典派経済学にもとづく医療経済学から得られる政策を支持するようになるのか，それとも制度派経済学的な医療経済学から導かれる政策を支持するようになるのか，重要な分岐点ともなるのである．

第3節　制度派医療経済学と医師誘発需要理論

1　消費者需要の経済学的意味

　1999年6月，オランダのロッテルダムで国際医療経済学会が開催された．そのなかで，「問題解決——（医療の）需要曲線は廃棄されるべきか」という，

第3節 制度派医療経済学と医師誘発需要理論

大会のハイライトとなったセッションが開かれた.セッションの雰囲気として,「意外なことに,(消費者需要の役割を信奉する)新古典派も最後には,需要曲線にもとづいて現実の政策決定をくだすことはできないと認めた[22]」ことが,大会への出席者により報告されている.ところが,通常は,経済学のなかでは,消費者需要は神聖不可侵なものとして取り扱われる.消費者需要の神聖不可侵性は,新古典派経済学の論理を組み立てていく上で,どうしても設けざるを得ない先験的公準——論理的・実践的な体系の基本的な前提として措定せざるを得ない証明不可能な先験的命題であり,公理と同じように証明不可能であるが,公理が自明であるのに対して,公準は仮定的・便宜的に設けられたもの——である.したがって,この公準に論理の始点をおく新古典派経済学を学ぶ者は,需要をより巧く充たす方法のみを考えるべきであって,消費者の需要の意義を疑ったり,需要の中身について優劣を論じるべきではないと考えるように教育される.さらには,新古典派経済学を学ぶ者の間では,生活必需品への需要を優先的に充たしてあげることは価値があることだと思うけれども,奢侈品に対する需要をわざわざ充たしてあげる必要はないと思うなどと口にしようものなら,まわりから経済学の訓練が足りないとみなされることにもなりかねない.

もし,消費者需要の神聖不可侵性という先験的公準を設けなければ,新古典派経済学はとめどない価値判断論争に陥ってしまうのであるが,この点,厚生経済学の碩学,熊谷の弁を借りることにしよう.「経済学は消費者の行動によって示されるかぎりでの選好を与件として受け取る他はないのであって,その選好の背後にある動機の性質について吟味すべき格別の手段をもたない.消費者のある種の選好を非合理とみなすことは,結局のところ,何らかの第三者の立場における価値評価にもとづく他はないのである[23]」.ようするに,消費者需要の神聖不可侵性という新古典派経済学の先験的公準は,経済学を価値判断論争に陥れることなく,この学問にどうにか科学としての装いを保たせるために便宜的に設けられた堤防のようなものなのである.のみならず,この神聖不可侵な消費者需要という概念を前面に押し出すことによって,新古典派経済学はひとつの強みをもつにいたってもいる.その強みとは次のようなものである.

第1章　医療経済学の潮流──新古典派医療経済学と制度派医療経済学

「何々が望ましい」という表現は，望ましいと思っている主語を誰にするかによって，おおよそ3つに分類できる．主語の候補は，本人，次に衆人，それから偉人である．「何々が望ましい」という表現を用いる本人が，その社会で権威をもつ人であれば，「わたくしは何々が望ましいと思う」という発言はそれなりに説得力をもつのであるが，そうでないときには，「わたくしだけではなく衆人が望んでいる」とか，「偉人が望んでいる」という形にすれば，いくらか説得力は増す．経済学者たちが政策提言──「何々が望ましい」という発言──をするとき，彼らは多くの場合，それを望んでいるのは，経済学者本人ではなく衆人であるとする論法を用いる．そこに登場する概念が，消費者主権である．経済学者は，消費者の需要を神聖不可侵なものとして取り扱い，その神聖なものに支えられたみずからの発言を，発言者本人の希望としてではなく，衆人の希望として論じることができる論理構造をもつ点が，経済学の強みであり，経済学者の強みともなる．

しかしながら，消費者の需要は神聖不可侵であるという新古典派経済学上の先験的公準が成立しないような場合，この学問による分析は，一体どのような意味をもつことになるのであろうか．そしてそうしたことが医療経済学の世界では起こるかもしれないのである．たとえばわれわれは，みかんを買いたいと思って果物屋にでかけ，そこで店主が，「あなたの欲しいものはみかんではなくメロンです」と言われたとき，「メロンですか．てっきりみかんだと思っていました．ありがとうございます」というような反応を示すであろうか．医療では，風邪だと思って病院を訪れ，そこで医師から「風邪ではなく肺炎です」と言われれば，思わず「肺炎ですか．てっきり風邪だと思っていました．おかげさまで助かりました」という状況になりかねない．こうした状況が起こり得ることは，医療経済の世界では医師誘発需要理論という考え方で説明することができる．いま，それをみてみよう．

2　医師誘発需要理論

医師誘発需要を手際よく説明したラインハルト（Reinhrdt, U. E.）にしたが

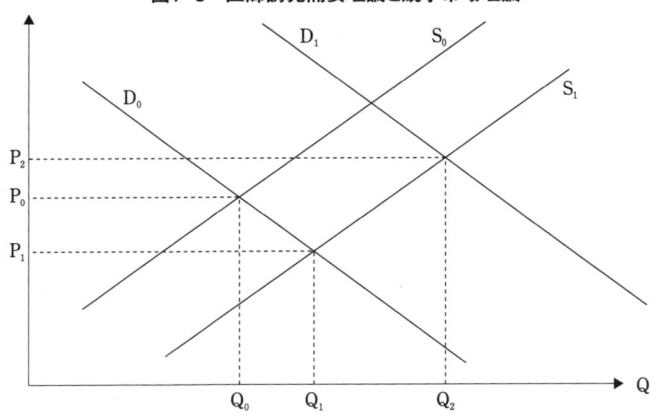

第3節　制度派医療経済学と医師誘発需要理論

図1-8　医師誘発需要理論と競争市場理論

えば，この理論は次のようにまとめられる[24]．いま，図1-8のように需要曲線 D_0 と供給曲線 S_0 があり，（Q_0, P_0）で均衡が成立しているとする．なんらかの事情，たとえば医師数の増加により，供給曲線が S_1 にシフトしたとする．新古典派経済学——これを医療経済学の世界では競争市場理論と呼び医師誘発需要理論と対置させる——では，新しい均衡点は（Q_1, P_1）となり，需要量は増加し価格は低下する．これに対し医師誘発需要理論は，医師が患者に対して裁量的な力を発揮することができると考える．つまり，医師は患者の需要曲線を右上の D_1 にシフトさせ，新たな均衡が（Q_2, P_2）で成立し得るとみなすのである．こうした考えは，供給者の意思決定とは独立した存在としての需要という概念の否定を意味することになる．

　図1-8には，医師が需要を誘発した最終的な均衡点（Q_2, P_2）では，最初の均衡点（Q_0, P_0）よりも価格が上昇している状況を描いている．しかし医師誘発需要理論にもとづくのみでは，最終的な均衡点で，価格 P_2 が P_0 よりも上昇するのか，それとも P_1 よりは上昇するが P_0 よりは低いままにとどまるのかは予測できない．このことは医師によって需要がどの程度誘発されるのかに依存することになる．これらの可能性についての説明は，オースターとオアハカ（Auster and Oaxaca, 1981）および西村（1987）を参照してもらいたい．

なお医療経済の研究者のなかにも，先に市場理論の説明で描いたような競争市場が，医療でも成立すると信じる人たちは古くからいるし，今でもいる．西村は，この市場においても競争市場が成立すると信じる競争市場論者が存在する理由として，次のような興味深いことを論じている．「計量経済学的には，どちらかというと医師誘発需要理論のほうが，競争市場理論より論文数で優位にあるにもかかわらず，競争市場理論が生き残る背景には，次のようなイデオロギーがある．競争市場理論は，消費者の選択における主権を重視する．つまり消費者が医療サービスについての知識をもたず，その結果医師間の競争が行われないとすれば，知識，情報を的確にもつように工夫すればよいという考えである．これはもちろん一つのイデオロギーであるが，比較的現代社会に受け入れられやすいであろう．ただ，問題はそうすることによって，本当に競争が生じ，医療費を抑制するための力となりうるのかである．ところが上記の2つの（医師誘発需要理論と競争市場理論に関する）論文は，このような当初の医療費問題をめぐる問題意識は薄れ，消費者主権をめぐるイデオロギーそのものが議論の対象となりつつあるのである[25]」．

医師誘発需要理論の支持者の割合については，先にあげたフュックスがアメリカ経済学会での会長講演のなかで報告した興味深いアンケートが，おおよその実態を表していると思える．医師誘発需要理論を支持するかどうかを問うアンケートのなかで，フュックスが一流とみなす医療経済学者46人中68%が支持，医療経済学以外の経済理論家44人中77%が支持，そして医師42人中67%が支持と回答している[26]．

第4節　価格にかわる経済制度の管理と運営

さて，問題は，市場理論の展開に必須の存在である需要を定義することが難しい状況においては，どのようにして望ましい経済制度をデザインするかということである．先に熊谷も指摘しているように，世の中に，外生的に存在し，しかもそれが固定されていて動くことはない状態の需要というものを想定でき

第4節 価格にかわる経済制度の管理と運営

ないのであれば，望ましい経済制度をデザインする際に「結局のところ，何らかの第三者の立場における価値評価にもとづく他はないのである」——ただし，この点について一言触れておくと，所得分配が変化すれば変化前の所得分配に依存していた需要は形を変え，新たな需要が形成されるのであるから（図1-1における家計への所得分配と生産物市場での需要の関係を参照），新古典派経済学が公準としておく，外生的に存在し固定されて動くことのない需要など，現状の所得分配を是認して固定するという仮定のもとでしか存在し得ないということも言えるのである．

これら需要の問題，すなわち新古典派経済学において神聖不可侵視されている需要の存在に疑問を投げかけ，需要をあてにできない場合の経済制度のあり方について，制度派経済学の創始者とみなされているヴェブレン（Veblen, T. B.）や，さらにヴェブレンが生んだ制度派経済学の現代的な後継として目されているガルブレイス（Galbraith, J. K.）なども考えている．ヴェブレンは，誇示的消費という概念を作り上げ，ガルブレイスは依存効果という概念を作って，新古典派経済学が神聖不可侵視する需要の価値を引きずりおろして消費者需要以外の基準にもとづいてデザインされる経済制度のあり方を考察した．この問題は，医師誘発需要が言われる医療問題において，望ましい経済制度について考える際に突き当たる問題とまったく同じである[27]．そして，需要をあてにできない場面で，ヴェブレンが価格よりも専門技術者の役割に期待を示し，ガルブレイスがテクノクラートの役割の重要性を言ったように，医療の場合には，医師をはじめとした専門家集団の役割に期待せざるを得なくなるということが，ある程度必然的に演繹されるわけである．このことは，先に紹介したフュックスの講演録のなかでの次の論と符合する．「多くの政策アナリストは専門職規範を不当にも無視し，市場と政府規制のどちらが利益があるかという論争に明け暮れてきた．医療技術が複雑でダイナミックな特性を持つこと，および患者の医師受診の多くが極めて個人的かつ情緒的側面を持つことを考慮すると，競争と規制のどちらも，あるいは両者の混合も，医療の社会的規制のための適切な基礎とはなりえない．私は専門職規範が決定的に重要な第3の要素だと考え

ている[28]」．また日本における次のような見解，すなわち「有効性や安全性の確立していない診療行為，あるいは診療類似行為が任意に組み合わされる危険を防ぐため，併用の対象はあくまで専門家による公的な検討を経て決定する方式を崩してはならない[29]」という見解も同じ線上にある論理とみなされ得る．

第5節　新古典派医療経済学と制度派医療経済学の性質

ここまでに示してきた，新古典派医療経済学と制度派医療経済学の性質を要約すれば次のようになる．

表1-1　新古典派医療経済学と制度派医療経済学の性質

	経済機構の管理	医療経済研究の方向性	重んじられる価値	政治的立場
競争市場理論（新古典派経済学）	価格	医療需要の研究	効率	保守
医師誘発需要理論（制度派経済学）	職業的専門家の専門職規範	医療供給の研究	公平	リベラル

　競争市場理論，すなわち新古典派経済学は，市場理論に似た世界が医療にも成立すると考えるために，医者も患者も価格というシグナルを観察しながら行動しておけば，経済機構は望ましい状況をもたらすと考える．また彼らの研究は，医療需要に向けられることが多く，ときには医療需要を市場理論における需要のように機能させるために消費者への情報付けをどうすればよいのかを問うたり，ときには現行の医療保険制度がどれほどの死荷重を生んでいるのかを推計したりする．この研究の政策インプリケーションが背後にもつ価値は効率であり，その立場から政策提言するために，政治的立場は保守的な立場と親和性をもつことになる．一方，医師誘発需要理論が寄って立つ経済学は制度派経済学となり，経済制度をデザインする際に，職業的専門家の専門職規範に重要な役割をはたすことを期待する．そして研究は，おのずと医療供給の方に向けられ，そこではひろく，職業的専門家が，職業的な倫理観を身につけその倫理を貫くためにはいかなる前提条件の整備が必要であるかなどが考察されたりす

る．ときに制度派経済学の立場から医療需要の分析——正確には「需要（これは，供給者の意思決定とは独立に存在するものとして定義される）」とは異なる「医療利用の分析」という表現を用いるべきだと考えている[30]——が試みられることもあるが，そのときの主な関心は，はたして所得や資産とかかわりなく医療が公平に利用されているのかを観察することにあり，新古典派医療経済学の立場から医療需要を分析する際の問題意識とはまったく異質となる．制度派医療経済学の政策インプリケーションが背後にもつ価値は公平であり，医療は「市民が，人間的尊厳を保ち，基本的人権を最大限に享受できるような社会を安定的に維持するためには必要不可欠」なサービスであると位置づけ，この目標に現実の社会を近づけるために，わが国であればいずれかと言えば，いかにして社会から優先的に医療資源を確保するべきかという意識が働いた問題設定がなされる．その立場から研究にとりかかるために，政治的立場はリベラルな立場と親和性をもつことになる．

お わ り に

本章では，医療経済学にみられる 2 つの潮流，すなわち新古典派医療経済学と制度派医療経済学，それぞれの性質を読者に紹介してきた．読者のなかには，これから医療経済学を学ぼうとする初学者もいるであろうし，これまで十分に医療経済学を学んできたものもいるであろう．しかし，いくら十分に学んだとしても，学んでいる対象の性質を他と比較して相対的にながめてみなくては，政治経済を学ぶことは「その危険は小児をして利刀を弄せしむるに異ならざるべし」という，百年以上も前の日本で危惧された危険のなかに自分がいることに気づかないものであろう．とはいえ，本章は，入院市場モデルで市場理論が説明されることに違和感を覚えたら，自分がなにゆえに違和感をいだくのかを自問して欲しいという課題や，価値判断の仕方を教えてくれるというような者や学問は信ずるに値せず，自分で考えるべしというような，数多くの課題を読者に提示はしたが，解答は準備しなかった．個人的にはそれでよいとは思う．

第1章 医療経済学の潮流——新古典派医療経済学と制度派医療経済学

不安に思う人は,価値判断は人びとが全身全霊でもって悩み,自分の信念となし得る答えを全人格をかけて準備するしか方法はないと文中で論じた意味を考えつづけてもらえればと願うし,ケインズ(Keynes, J. M.)が経済学者に必要な資質として指摘した「理想的な多面性[31]」を求め,それはそれでひとつの考え方としてかなり面白く示唆にも富む新古典派経済学の文献のみならず,多岐にわたる他分野の書にも目を通す努力を継続して欲しい.こういう訓練をつづけてはじめて,福澤の言う,政治経済を学んで「必ず益なくして害を致すべき」状況を真に避け得るようになると思える.さらに言えば,本章を執筆しているわたくしは,おわかりのように制度派経済学を志す研究者であり,本章はその視点からまとめられている.よってこの論考程度の医療経済学の導入書によって今後一生の研究スタンスに影響を与えられたりすることもなく,ひとりひとりが長い時間をかけて新古典派的な考え方と制度派的な考え方のいずれの方が自分に馴染むものなのかをじっくりと考えるべきだとも思う.

最後に,前世紀に新古典派経済学を最も厳しい目でみたひとりとして有名なロビンソン女史(Robinson, J. V.)の言葉をもって本章を閉じておこう.

「ある学生は"自分にも新古典派が問題であることはよくわかっている.しかしいまは学位をとらなければならないので,そんなことに耳を傾けている余裕はない"という.これが現状なのです.彼らにすれば,論文が通りさえすれば,自分の思い通りのことがやれるというのでしょうが,そのときにはもう遅い.そうした理論によって考えることが完全に身につき,それを信じ込んでしまうから[32]」.

注
1) 経済学の世界では,1870年代にジェボンズ,メンガー,ワルラスらが起こした限界革命を契機として,それ以前の古典派経済学とそれ以降の新古典派経済学とに分類されている.なおアダム・スミスが生みリカードがほぼ完成させたとされる古典派経済学は,労働者・資本家・地主という社会階級の経済的役割と階級間の利害対

立を強調したあまり，19世紀半ば以降には，マルクス経済学の隆盛を招いてしまった．階級闘争から注意をそらしたかった当時の社会的要請があるところに限界革命が起こり，限界理論が階級間の問題に一切触れずに経済学上の諸課題を解き明かすことが明らかになるにつれて，経済学の主流は古典派から新古典派へと急速に移行した．そして新古典派経済学は，当時の社会の脅威であった社会主義・共産主義，およびナチズムにみられる全体主義に対する資本主義・市場経済体制の優位性を証明するという社会的使命を負っていたためか，今から考えると，たしかに市場の優位性を証明はしているが，それがはたして現実といかなる接点をもつのかと疑問をいだかせるような机上の証明論に議論の中心がありすぎた傾向をもつ．

2) 制度派経済学の制度 (institution) とは，人間が過去から蓄積してきた知恵・慣習の体系のことであり，こうした制度の社会経済的役割について，いわゆる経済学の研究領域にとどまらず，それこそ多面的に考察していこうとする制度派経済学を，19世紀末にアメリカの経済学者ヴェブレンが起こした．制度派に属する経済学の特徴をひとくくりに表現することはきわめて難しい．そこに共通する特徴をあえてあげるとすれば，統一された原理から論理的に演繹される没歴史的，没文化的，没倫理的であり普遍的な経済制度を導き出そうとする新古典派経済学のアプローチを否定し，望ましいとする価値を歴史的，文化的，倫理的に考え抜き，その価値に合致した経済制度をいかに構築するべきかというアプローチ，すなわち，はじめにみずからが考える理想的な社会，ビジョン，価値を提示して，その理想的な社会，ビジョン，価値を実現するためには経済制度はいかにあるべきかというアプローチをとる点をあげることができる．そしてこうしたアプローチをとることができるように，その研究姿勢には，ミュルダールが指摘する次のような意識が働いているとみることができる．すなわち，「現実には経済学的問題，社会学的問題，心理学的問題などというのは存在しない．存在するのは，単に問題だけである．しかもこれらの問題は，複雑に絡み合っている．研究において，唯一意味のある分類は，関係のある要因と関係のない要因とを見分けることだけである．問題はつねに政治的でもあり，さらに歴史的な観点から考察が必要なのである」(Myrdal, 1979, 106)．ここに論じた制度派経済学者の特徴をほとんどすべてそなえていたために，現代の制度派経済学者の多くから理想的な制度派経済学者であったとみなされているケインズは，彼が考える，経済学者に必要な資質として「理想的な多面性」(Keynes, 1933, 174. 邦訳1980, 233. 本章注31参照) という表現を用いている．ようするに制度派経済学を実践するには多面的な側面からの考察が必要となるため，制度派的なアプローチを志す人びとは，みずからの研究面で，時に使いこなし，時に批判対象とする新古典派経済学の文献のみならず，それこそ歴史，政治，文学などを含めた多岐にわたる他分野の書にも目を通す努力を継続していることを特徴とする．なお，個人的には，アラン・グルチイによる次の定義が制度派をうまく捉えていると思える．すなわち制度派経済学とは「経済体制の構造と機能に対する技術変化の影響，経済的利益集団間の勢力関係，産業化過程の論理，国民的目標や優先度の決定などの問題を探求する」(Gruchy, 1977, 11)．

3) 経済学では「配分 (allocation)」と「分配 (distribution)」・「再分配 (redistribution)」を使い分ける．配分と分配という2つの用語の違いは次のように説明で

きる.すなわち経済学の研究対象は,〈何を作るか〉,そしてその生産過程から生まれた生産物もしくは所得を〈誰に分けるか〉という2つの問題に集約できる.生産過程の時間的な前後をとれば,「配分」とは生産過程の前段階で〈何を作るか〉を考える際に用いられる用語であり,「分配」とは生産過程の後段階で生産物・所得を〈誰に分けるか〉を考える際に用いられる用語である.経済学では,資源——労働,資本,土地など——の組み合わせ方によって世の中に存在するさまざまな財・サービスを生産できると想定しているために,〈何を作るか〉という問いは,「資源をいかなる生産過程に配分するか」という言葉に置きかえて問うことが許される.そのために〈何を作るか〉という問いが「資源配分」という問いと同義として用いられている.さらに〈誰に分けるか〉という問いについては,所得という言葉を冠して「所得分配」「所得再分配」という表現が使われる.

4) Polanyi (1957), 邦訳 (1975)

5) 給付反対給付均等の原則とは等価交換の原則に等しく,なんらかの給付,便益を受けるときには,それにみあった負担・犠牲を払わなければならないという原則である.給付反対給付均等の原則は保険学の世界では専門用語のようにして取り扱われているが,この言葉は日常生活でも同様の意味で使われてもいる.

6) 強制的な公的医療保険が存在する理由として,しばしばあげられる「逆選択」論を,本論において後に批判的に検討する.

7) 両大戦間期にケインズ経済学が誕生して以来,1970年代後半まで支配的な経済学はケインジアンの経済学であった.詳細は,権丈 (2004)「第1次ケインズ革命と社会保障」pp.164-8 の項および権丈 (2005)「表2 経済政策思想と知的巨人」p.72 を参照.

8) 他のすべての条件を一定として,ある市場のみを取り上げ,価格—量平面に需要曲線と供給曲線を描いて市場の役割を考察する方法は部分均衡分析と呼ばれ,マーシャルによって完成された.これに対して,どのような財についてもその需要は,他のすべての財の利用可能量と価格によって左右されるという根拠にもとづいて部分均衡分析を批判した者たちがいる.彼らは経済諸変数の相互依存性を指摘したワルラスの後継者として,そうした相互依存関係を明示的に取り扱うことをねらった一般均衡分析を精緻化していった.とはいえ,一般均衡分析であっても現実との距離ははるかに大きく,その距離と,部分均衡分析と現実との距離とは,月を観察するに駿河湾の海岸からみるか富士山の山頂からみるかの違いほどしか相違はなさそうである.特に,経済学の初学者は,一般均衡分析であるからといって,いわゆる〈一般的〉,〈普遍的〉な理論を得られると勘違いしないように気をつける必要がある.

9) 経済学において効率とは,「他の誰もが損害を被ることなく誰かが利得を得ることができない状態」として定義される.これはパレート効率と呼ばれ,図1-5においては,他の条件が一定であれば,均衡点E以外のところでは,他の誰かが損害を被ることはなく誰かが利得を得る余地があるという意味で,非効率な状態となる.

10) 厳密に言えば,再分配するための資金を政府が調達する時点で,その徴税方法が一括税でないかぎり,非効率は発生するのであるが,本論では財源調達段階での非効率については触れないでおく.興味のある人は,スティグリッツの『公共経済学

下巻』「第IV部　租税の理論」などを参照されたい．
11) 1980年代のレーガン政策を批判したアラン・ブラインダーの『ハードヘッド　ソフトハート』に，次のような指摘がある．「このような厄介な〔効率と公平の〕トレードオフをあえて私は無視する．なぜならば，現在施行されている政策自体が「正しい」ものとは到底いいがたいため，効率と公平とを天秤に掛ける必要がないからである」(Blinder, 1987, 31. 邦訳1988, 69)．この意味は，アラン・ブラインダーがみたレーガン政策が，図1-6の効率と公平のフロンティア上にはなく，実際にはxのような点に位置しているということである．
12) ケインズ革命と社会保障の関係については権丈 (2004)「3章　積極的社会保障政策と日本の歴史の転換」を参照．
13) 本論の「社会の価値観と研究の問題設定」に関する言及は，多少理解しづらいかもしれない．もしわたくしの意図を把握しづらい場合には，「社会科学研究で最も難しい作業は，何ゆえに，その課題にとりかかっているのかということを自問することであると思える．実際，多くの社会科学研究では，問題設定をした瞬間に，ある程度結論が決まっているような側面が多く，結論をどの方向にもっていくかということは，問題設定というスタート地点に強く依存している」(権丈, 2005, 143)などを参照されたい．
14) 権丈 (2005)「8章　平均医療費の経済分析」でのフェルドシュタイン・モデルをはじめとした批判対象を参照されたい．
15) 宇沢 (2000) 168-200.
16) 権丈 (2004)「勿凝学問4　制度学派とリベラリズム，そしてネオ・リベラリズム」などを参照されたい．
17) たとえばライスは，Rice (2002) のなかで医療の経済特性を再考し，この市場でも競争市場が成立するという人びとを鋭く批判している．彼は，伝統的な競争市場理論の諸前提が，医療サービス市場では成立しないことを根拠として，完全競争市場が帰結するとされている望ましい状況が，この市場では達成されないと説く論法を用いている．
18) もっとも，市場の失敗論という論法は，一応の政治的な意味をもつとも思える．というのも，いま，公平の問題に無関心か，あるいは拒否反応を示す利己的な個人がいるとしよう．この利己的な個人を説得して，公平を目標とする政策を支持させるためには，論点を効率性の問題に切り替えて，「情けは人のためならず」，すなわち，この政策は人のためのようにみえるけれども，実はあなたのための政策であるという話にもちこむことは，ひとつの有効な論法となるからである．たしかに，市場の失敗をもたらす技術特性，たとえば医療がどのくらい外部性をもっているか，そして逆選択の問題をかかえているかとか，どれほど公共財としての性格をそなえもつかということを，われわれが把握する方法があるのならば，こうしたアプローチも政治的な意味合い以上の役割をはたすかもしれない．しかしながら，残念なことに，ある財・サービスが，市場の失敗をもたらす技術特性をどの程度もっているのかについては，感覚的なものを超えて人が知り得る方法はない．経済学の標準的なテキストのなかで，一応は，公共財の需要曲線や，外部性をもつ財・サービスの社会的需要曲線などが描かれてはいるけれども，それはあくまでも「擬似」需要曲

線——市場需要曲線と同じアナロジーではどのように考えることができるかを示すための曲線——なのであり，その擬似需要曲線を把握する方法は，いまだ開発されていないし，今後も開発される見込みもない．それゆえに，現実には，所得の再分配を強く主張する者は，ある財・サービスの市場の失敗を重視してみせる論法をとり，再分配に強く反対する者は，市場の失敗を軽視するというような，議論の深まりを期待することのできない不毛な方法に陥らざるを得ない．ようするに，公共性や外部性があるとかないという言葉は，再分配を支持するとか支持しないという言葉と，同じことを意味していることが，あまりにも多いのである（権丈，2005, 26-9 を参照されたい）．

19）宇沢の社会的共通資本の考え方は，次の文章に最も端的に要約されているようである．引用が長くなるが，その全体像を知ってもらうためには，次の全文に目を通してもらう必要があるので，要約せずにここに記しておく．「社会的共通資本は，一つの国ないし特定の地域に住むすべての人々が，ゆたかな経済生活を営み，すぐれた文化を展開し，人間的に魅力ある社会を持続的，安定的に維持することを可能にするような社会的装置を意味する．社会的共通資本は，1人1人の人間的尊厳を守り，魂の自立を支え，市民の基本的権利を最大限に維持するために，不可欠な役割を果たすものである．社会的共通資本は，たとえ私有ないしは私的管理が認められているような希少資源から構成されていたとしても，社会全体にとって共通の財産として，社会的な基準にしたがって管理・運営される．社会的共通資本はこのように，純粋な意味における私的な資本ないしは希少資源と対置されるが，その具体的な構成は先験的あるいは論理的基準にしたがって決められるものではなく，社会的，経済的，技術的諸因に依存して，政治的なプロセスを経て決められるものである．社会的共通資本はいいかえれば，分権的市場経済制度が円滑に機能し，実質的所得分配が安定的となるような制度的諸条件であるといってもよい」（宇沢，2000, 4）．

20）Fuchs（1986）邦訳（1990）「ビスマルクからウッドコックへ——国民医療保険普及要因の再検討」54-73, Fuchs（1993）邦訳（1995）「国民医療保険再訪」245-61.

21）訳者，出版社に許可をもらい，http：//www.fbc.keio.ac.jp/~kenjoh/work/fuchs.pdfで読むことができるようにしている．

22）二木（2000）211.

23）熊谷（1978）276.

24）Reinhrdt（1985）.

25）西村（1987）33.

26）Fuchs（1998）225-7.

27）ヴェブレン，ガルブレイスなどの制度派経済学の論理展開と医師誘発需要理論の論理展開の類似性に着目して，ガルブレイスが『ゆたかな社会』で展開した論法に沿って医療の問題を考察したものに，権丈（2005）「2章　制度派経済学としての医療経済学」がある．

28）Fuchs（2000）147. 邦訳, 95.

29）田中（2001）『日本経済新聞』2001年6月7日朝刊, 29.

第1章 参考文献

30) 権丈 (2005)「8章 平均医療費の経済分析」では，生産者の意思決定と独立していない消費者の医療購入量について，医療需要ではなく医療利用を定義して分析を行っている．
31) Keynes (1933) 174. 邦訳 (2000) 233．長文となるが，ケインズの言う「理想的な多面性」がいかなる文脈のなかで用いられたのかを紹介しておこう．
　　この言葉はマーシャルに捧げられた文章のなかで用いられており，その文章とは次のようなものである．「経済学の研究には，なんらかの人並み外れて高次の専門的資質が必要とされるようには見えない．それは知的見地から言って，哲学や純粋科学などのより高級な部門に比べると，はなはだ平易な学科ではあるまいか．それなのにすぐれた経済学者，いな有能な経済学者すら，類いまれな存在なのである．しかもこれに抜きんでた人のきわめて乏しい学科！　こういうパラドックスの説明は，おそらく，経済学の大家はもろもろの資質のまれなる組合わせを持ち合わせていなければならない，ということのうちに見出されるであろう．……彼〔経済学者〕はある程度まで，数学者で，歴史家で，政治家で，哲学者でなければならない．彼は記号も分かるし，言葉も話さなければならない．彼は普遍的な見地から特殊を考察し，抽象と具体とを同じ思考の動きの中で取り扱わなければならない．彼は未来の目的のために，過去に照らして現在を研究しなければならない．人間の性質や制度のどんな部分も，まったく彼の関心の外にあってはならない．彼はその気構えにおいて目的意識に富むと同時に公平無私でなければならず，芸術家のように超然として清廉，しかも時には政治家のように世俗に接近していなければならない．こうした理想的な多面性の多くを，そのすべてではないが，マーシャルは具えていた」Keynes (1933) 173-4．邦訳 (1980) 232-3．人間が営む経済を知り，理解するためには，ここにケインズがあげた「理想的な多面性」が必要となるのは，むしろ当たり前のことのように思える．
32) 引用は，宇沢とロビンソンの対談集による (宇沢，1987，29-30).

参考文献

Auster RD and Oaxaca RL (1981) "Identification of Supplier Induced Demand in the Health Care Sector," *The Journal of Health Resources*. 16：327-42.
Blinder AS (1987) *Hard Heads, Soft Hearts: Tough-Mined Economics for a Just Society*. Massachusetts：Addison-Wisley. A. S. ブラインダー／佐和隆光訳 (1988)『ハードヘッド　ソフトハート』TBSブリタニカ．
Fuchs VR (1986) *The Health Economy*. Cambridge：Harvard UP. V.R. フュックス／江見康一・二木立・田中滋訳 (1990)『保健医療の経済学』勁草書房．
―――, (1993) *The Future of Health Policy*. Cambridge：Harvard UP. V. R. フュックス／江見康一・二木立・権丈善一訳 (1995)『保健医療政策の将来』勁草書房．
―――, (1998) "Economics, Values, and Health Care Reform," *Who Shall Live?: Health, Economics, and Social Choice*. Expanded Edition; New Jersey：World Scientific. Originally published in the *American Economic Review*. March 1996：86(1)：1-24.〔1996年1月6日第108回アメリカ経済学会会長講演〕．
―――, (2000) "The Future of Health Economics," *Journal of Health Economics*.

19(2): 141-58. V. R. フュックス氏による国際医療経済学会第2回世界大会 (1999年6月30日於ロッテルダム) の基調講演「医療経済学の将来」二木立訳 (2000)『医療経済研究』8：91-105.

Gruchy A (1977) "Institutional Economics: Is Development and Prospect," in *Economics in Institutional Perspective: Memorial Essays in Honor of William Kapp*; eds. by Steppacher R, Zogg-Wals B and Hatzefeldt H; Lexington, Mass: Lexington Books D. G. Heath and Co.

Keynes JM (1933) *Essays in Biography, The Collected Writings of John Maynard Keynes.* Vol. X, London; Macmillan. J. M. ケインズ／大野忠男訳 (1980)「アルフレッド・マーシャル」『ケインズ全集10』東洋経済新報社.

Myrdal G (1979) "Institutional Economics: A Lecture of the University of Wisconsin, December 15, 1977," *Essays and Lectures After 1975/Gunnar Myrdal.* Kyoto: Keibunsya: 103-16.

Polanyi K (1957) *The Great Transformation: The Political and Economic Origins of Our Time.* Boston MT: Beacon Press. K. ポラニー／吉沢英成他訳 (1975)『大転換——市場社会の形成と崩壊』東洋経済新報社.

Reinhrdt UE (1985) "The Theory of Physician-Induced Demand: Reflections after a Decade," *Journal of Health Economics.* 4: 187-93.

Rice T (2002) *The Economics of Health Reconsidered.* 2nd Edition: Chicago: Health Administration Press.

Stiglitz JE (1988) *Economics of the Public Sector.* 2nd Edition: New York: W. W. Norton & Company. J. E. スティグリッツ／藪下史郎訳 (1989)『公共経済学 下巻』マグロウヒル.

宇沢弘文 (1987)『現代経済学への反省——対話集』岩波書店.
———, (2000)『社会的共通資本』岩波書店.
熊谷尚夫 (1978)『厚生経済学』創文社.
権丈善一 (2004)『年金改革と積極的社会保障政策——再分配政策の政治経済学II』慶應義塾大学出版会.
———, (2005)〔初版 (2001)〕『再分配政策の政治経済学 I ——日本の社会保障と医療』慶應義塾大学出版会.
田中滋 (2001)「医療保険をどうする (3) 混合診療慎重に——経済教室」『日本経済新聞』2001年6月7日朝刊, 29.
二木立 (2000)『介護保険と医療保険改革』勁草書房.
西村周三 (1987)『医療の経済分析』東洋経済新報社.
福澤諭吉 (1882)「経世の学亦講究すべし」西川俊作・山内慶太編 (2003)『福澤諭吉著作集 第5巻』慶應義塾大学出版会.

第2章　医療サービスの経済的特性

遠　藤　久　夫

はじめに

　すべての財・サービスはそれぞれ特有の経済的特性をもつが医療サービスも例外ではない．結論から言えば，医療サービスには「市場の失敗」という経済特性と「医療アクセスの公平性」という社会規範が存在するため，市場に委ねておけば効率的な資源配分が行われるという財・サービスとは一線を画している．それゆえ，どのような医療システムを構築することが望ましいのかということを考察する上で，医療サービスの特性を適切に把握しておくことが必要となる．さらにいうならば，望ましい医療システムの構築という視点を欠いて，単に医療サービスの経済的特性を論ずることはほとんど意味がないといえよう．したがって本章では，医療政策と関連付けながら医療サービスの特性を解説することを目的とする．

　財・サービスの経済的特性を考える場合，その財・サービスの経済的特性が買い手の需要行動と売り手の供給行動にどのような影響を及ぼすのかという側面と，その財・サービスの取引はどのようにあるのが社会的に望ましいのかという規範的な側面とに分けて整理すべきである．本章では第1節で医療サービスの需要特性，第2節で供給特性を概説し，第3節で医療サービスの供給に関する社会規範について論ずる．

第1節　医療サービスの需要特性

　医療サービスを需要する上での大きな特徴は「需要の不確実性」「情報の非

対称性」「外部性」である.さらに「需要の不確実性」から生ずる非効率を改善する手段として医療費の支払方法に医療保険が導入されるが,医療保険の導入が新たな非効率である「モラルハザード」を生じさせることにも注目したい.

1　需要の不確実性

一般の財・サービスを消費する場合は,消費者は予算と価格という情報をベースに合理的な消費行動をとることが可能である.たとえば自動車の購入を考えてみよう.資金が足りなければ価格の安い自動車に変えるか,あるいは計画的に貯蓄をして予定した時期に購入するという方法が選択可能である.これに対して,医療サービスの需要ではこのような合理的な消費計画を実施することは難しい.その最大の理由は医療サービスの需要は次の2つの意味で大きな不確実性を伴っているからである.

1）傷病の発生時期に関する不確実性

　　いつ病気にかかるか,いつ怪我をするかを事前に予測することは困難である.

2）　傷病の治療に必要な医療費に関する不確実性

　　傷病の治療に対して費用がいくらかかるのかを予測することも困難である.

このように需要に大きな不確実性がある状況では,医療費の支払いを目的として貯蓄したとしても,大病をすれば不足してしまうだろうし,病気をしなければこのお金を他のことに使うべきであったと後悔することになり,医療費の支払いを目的として最適な資金準備をすることがきわめて難しいことを意味する.

医療需要の不確実性の程度を評価するために,不確実性の代理変数として医療費のばらつきの大きさを観察してみよう.1993年の政管健保,国保の診療報酬明細書（レセプト）から,医療費を使った患者の分布を調べた調査によると,医療費の高い順に並べた上位から10%の人で医療費総額の6割以上を使っていることが分かる（表2-1）（医療経済研究機構,1996）.つまり,一部の人が非

表2-1　医療費の分布

医療費の高い人から並べた累積人数	総医療費に占めるシェア
上位から1%未満	26%
上位より1%-10%未満	38%
上位より10%-25%未満	14%
上位より25%-100%	22%

（平成8年度政府管掌健康保険の医療費動向等に関する調査研究）

表2-2　家計支出の変動係数

収入および費用	世帯主の年齢				
	30～39	40～49	50～59	60～69	70～
世帯年収	39	41	45	56	49
保健医療費	155	143	179	153	162
（保健医療サービス）	240	217	277	212	244
食料費	49	51	58	67	52
住居費	144	291	357	404	209
被服・履物費	99	98	142	150	154
交通・通信費	193	176	182	203	118
教養娯楽費	98	92	105	111	106

（平成11年　全国消費実態調査報告）

常に高額の医療費を使っているのである．医療費を全く使わない人もいることを考慮すれば，医療需要のばらつきは非常に大きいといえる．

このような不確実性に伴う非効率を改善させるためには，医療費の支払いに医療保険を介在させることにより被保険者集団内部で医療費負担リスクを分散させることが有効である．公的，私的を問わず多くの国で医療費の支払手段に保険が介在している理由は医療需要の不確実性が非常に大きいことによるのである．わが国の公的医療保険は患者の窓口負担を引き下げるだけでなく，自己負担額が一定水準を超えた場合には保険者から患者に対して超過分が還付される制度（高額療養費制度）が組み込まれているため，患者の医療費自己負担額のばらつきが極端に拡大することを抑制している．表2-2は平成11年度全国消費実態調査報告のデータに基づく費目ごとの変動係数（値が大きいほどばらつきが大きい）を示したものである．医療サービスに対する支出は「保健医療サービス」の費目に対応するが，公的保険制度が導入されているにもかかわらず他の費目と比較してばらつきが大きいことが分かる．このことから保険が存在しない場合の医療費のばらつきがいかに大きいか想像できる．

2　情報の非対称性

ほとんどすべての財・サービスの取引において，取引される財・サービスに関する情報は売り手側に偏在しており，大なり小なりすべての取引において情報の非対称性は存在している．しかし，医療においてはこの程度が非常に大きい．患者は，自分の傷病が何であるか，それに適した医療サービスは何か，提供を受けようとしている医療サービスは適切なものか，費用はいくらかかるのか，このような医療サービスを受ける上で極めて重要な情報を患者は十分に持っていないのが医療サービスの特徴である．大道（2003）は「医学・医療には膨大な知識体系と多岐にわたる選択肢が存在し，それが日々精力的に展開される医学・医療の研究開発で常に動的に変化する状況を知る者からすると，医療における情報の非対称の程度は，やはり尋常ではないものと受け止められる．現役の医師ですら，専門外の領域の医療を受けるとなれば，説明を受けた範囲の情報が非対称を補完するに過ぎないことが実感される．いわんや，突然に健康の不調で医療が必要となった一般の患者における情報の非対称はどれ程であろうか．」と表現する．

さらに医療サービスは健康や生命に直接影響を与えるため，医療における情報の非対称性の問題はより深刻な意味をもつことになる．このような情報の非対称性から生ずる問題を克服するための方法としては，患者に対する情報開示を促進することと医師が患者の利益を最優先に行動するインセンティブを構築することの2つの方向が考えられる．

1）情報の開示による情報の非対称性の低下

　診療情報や医療機関に関する情報の積極的な開示を通じて，医療決定における消費者主権を実現させようという方向であり，具体的には次のような内容である．

①インフォームドコンセントの推進

②セカンド・オピニオンの推進

③診療情報の提供

④広告の自由化

⑤医師や医療機関に対する第三者評価の推進

2）医師が患者の便益を最優先に考えて医療選択を行うようなインセンティブの構築

　上記のような情報開示の推進を行ったとしても，医師と患者の医学に関する知識の格差を完全に埋めることは不可能であるし，また医療選択に緊急性を要す場合もあり，消費者主権の確立は理想ではあるが限定的な水準にとどまらざるを得ないだろう．したがって患者の便益を向上させるもう一つの方向は，医師が患者の利益を代理して医療サービスの選択と提供を行ってくれるようにインセンティブの構築を行うことである．具体的には次のようなことが考えられる．

①患者のフリーアクセスの確保

　患者が自由に医師を選択できる状況下では，潜在的な競争圧力を医療提供者に与えることになるため，医師は患者のニーズを重視せざるをえなくなる．もっとも，過度に主治医を変更することは，医師との間に良好な関係が構築されずにかえって患者の意向が医療に反映されない可能性があることもフリーアクセスの弊害として指摘されている．

②出来高払い方式による診療報酬支払い

　診療報酬の出来高払い方式は過剰な医療サービスの提供を引き起こす誘因となり医療経済上の問題を有しているが，医療提供サイドの財政上のリスクが軽減されるために患者の多様なニーズに対応しやすいという面も大きい．診療報酬の支払方式と患者の利益との関係についてはプリンシパル・エージェント問題として後で述べる．

③非営利制約

　情報の非対称性下において医療提供者に利潤動機働くと機会主義的行動（相手を欺く行動）をとることにより患者の便益が損なわれる可能性がある．これを回避するために医療機関の参入条件に非営利制約を課して営利組織を認めないというという方法がある．しかし，非営利制約とは利益配当の禁止

や持分の放棄を指すが，この制約が利潤動機を抑制する上で有効かどうかを疑問視する見方もある．

3　外部性の存在

　医療需要の第三の経済的特性は外部性の存在である．感染症のように人々に伝染する病気を予防することは自分自身が感染を免れるだけでなく，周囲の人に感染させることを防ぐことになる．この場合，感染症にかからないように努力したり，感染してしまった場合でもできるだけ早く治そうと努力することは，個人にとって便益をもたらすだけでなく社会にとっても便益をもたらすことになる．このように，ある経済主体の行動が周囲の経済主体に対しても便益を与えることを経済学では外部性があるという．感染症の予防や治療のように外部性が存在する場合，予防や治療は個人が思う以上に社会的に重要なので，予防や治療の努力を個人の意思にのみ委ねておくことは，努力の水準が社会的に望ましい水準を下回る可能性がある．そこで，検診や治療の費用を補助して患者自己負担を引き下げることにより，個人の予防や治療の誘因を引き上げる必要が生ずる．医療保険によって医療費の患者自己負担が抑制されるだけでなく，C型肝炎ウイルス抗体検査やエイズ検査が公的に費用補助される理由はこの理由によるものである．

4　モラルハザードと価格弾力性

　医療需要の不確実性が高いことから生ずる非効率を改善するためには医療保険の導入が有効である．しかし，このことはモラルハザードという非効率を新たに生じさせることになる．

（1）医療保険におけるモラルハザード

　医療費の支払手段に医療保険が介在するとモラルハザード（またはモラルリスク）は医療需要の重要な特性となる．モラルハザードとは保険用語で，保険に加入することで被保険者が危険回避行動をとらなくなるために保険事故の発

生確率が上昇し保険財政が悪化することをいう．たとえば火災保険に加入すると加入する前と比較して火の用心がおろそかになり火災の発生率が上昇するということである．そのような意味でとらえれば医療保険におけるモラルハザードは，保険加入によって不健康な生活になり医療需要が増加するということになる．しかし，医療経済学でモラルハザードという場合，保険により自己負担が少なくなることから被保険者が価格弾力性に応じて医療サービスの需要を増やすという合理的な需要行動のことを称しているのであり，「道徳的危険」といった倫理的な視点からの意味合いとは無関係に使用されている．すなわち，医療保険におけるモラルハザードの分析とは需要の価格弾力性の分析を意味しており，この研究は内外ともに積極的に行われている領域の1つである．

(2) モラルハザードと厚生損失

医療サービスの価格弾力性の分析は，医療保険の自己負担率（額）の引き上げに伴う医療費抑制効果を検証する目的で行われることが多い．しかし，医療費の自己負担引き上げによる需要抑制が社会的に望ましいものかどうかは吟味されなくてはならない．これに応える1つの考え方として消費者余剰の視点からモラルハザードが厚生損失（社会的な損失）を生じさせることを導く以下のような分析アプローチがある．

図2-1は医療保険制度下の医療サービス需要を示したものである．AJは医療需要曲線である．一方，医療サービスの価格P_0は医療サービスの1単位当りの生産コスト（限界費用）と等しいとする．保険が存在しない場合の医療サービスの需要量はQ_0である．この時に医療サービスの生産コストはOBDFとなり，保険は存在しないのであるから患者が全額自己負担することになる．需要曲線の下側の面積は患者が医療サービスのために支払っても良いと思う金額であるから，医療サービスをQ_0需要することから得られる患者の便益を金銭評価したものだと考えることができる．保険がない場合，この患者の便益はOADFとなるが，患者はコストOBDFを負担するので，患者の純便益ともいえる便益－負担の大きさはBADとなる．これを経済学では消費者余剰という．

保険制度が導入されることにより消費者余剰はどのように変化するのだろうか. 保険の導入により患者自己負担が P_1 まで引き下げられたとする. この場合, 価格弾力性に従って医療サービスの需要量は Q_1 まで増加し, 患者の便益は OAHI に増加する. しかし, 需要が増加した分コストが OBGI に増加しており, このコストは自己負担 OCHI と保険料 CBGH で賄われることになる. よって, この場合の消費者余剰は BAD−DGH となる. つまり保険導入前の消費者余剰と比較すると DGH だけ余剰が減少していることが分かる (表2-3). これがモラルハザードによる厚生損失である. これを分かりやすくいえば, 保険導入により自己負担が引き下げられたので医療サービスの需要が増え, 増加したコストは保険料の負担を増やして純便益を低下させるということである. 別のことばで言えば, 保険による患者自己負担の引き下げは, 患者に過剰の医療サービスを需要させることにつながるということを示している.

　この分析アプローチは医療保険が存在しない方が社会的に望ましいという結果を導くことになる. それは, このアプローチは「医療需要の不確実性から生ずる資源配分上の非効率を改善する」という保険の主要な機能を無視しているし,「低所得者の医療アクセスを保証する」という公平性の視点からの評価も反映されていないからである. しかし, 医療保険が過剰需要をもたらし資源配分上の非効率を生じさせるという側面を明示的に示したという点では示唆的なアプローチだといえる.

（3） 価格弾力性と自己負担率

　このアプローチを用いて需要の価格弾力性が異なる医療サービスと自己負担率との関係を考えてみよう. 図2-2は同一の医療保険制度下で価格弾力性の異なる2つの医療サービスの需要に伴って生ずる厚生損失の大きさを比較したものである. 需要曲線の勾配の大きいサービス, すなわち価格弾力性の小さな医療サービスの厚生損失が相対的に小さいことが読み取れる. このことは価格弾力性の小さな医療サービスの自己負担率を弾力性の大きいサービスの自己負担率より低く設定する方が, どちらも同じ自己負担率にするより効率的である

第 1 節　医療サービスの需要特性

図2-1　モラルハザードと厚生損失

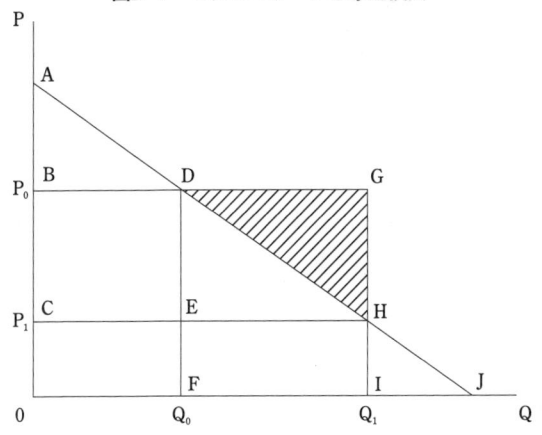

表2-3　保険導入に伴う消費者余剰の変化

	保険がない状況（A）	保険がある場合（B）	(B)−(A)
需要量	Q_0	Q_1	$Q_1 - Q_0$
コスト	OBDF	OBGI	FDGI
（自己負担）	(OBDF)	(OCHI)	(FEHI−CBDE)
（保険料）		(CBGH)	(CBGH)
患者の便益	OADF	OAHI	FDHI
消費者余剰	BAD	BAD−DGH	−DGH

図2-2　価格弾力性と自己負担率

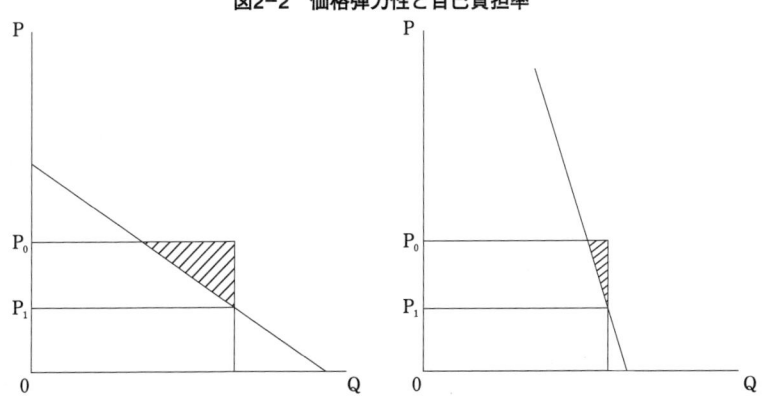

45

ことを示している．また価格弾力性の小さい医療サービスは代替手段が少なく必需性の高い医療サービスだと考えられるので，このサービスの自己負担率を相対的に小さくすることは医療のアクセスの公平性という視点からも支持できる．フランスの公的医療保険制度ではこのような考え方が反映されており，たとえば診療所外来の自己負担率は病院入院の自己負担率より高い．また外来患者の薬剤給付に対する自己負担率では，代替性の少ない重要薬の自己負担は一般薬の自己負担率より低く設定されている．

　わが国でも，風邪や腹痛治療のいわゆる軽医療については重医療と比較して自己負担率を高く設定すべきではないかという意見もある．この意見については，風邪や腹痛などもこじらせると重病に発展する可能性があるので，軽医療に対する医療アクセスを阻害することは患者の利益にとっても医療費の適正化の視点からも適当でないという反論がある．この反論の妥当性についてはプライマリーケアの充実が国民医療費にどのように影響を与えるのかという視点から研究すべき課題である．ここではわが国の医療保険制度では高額療養費制度によって実質的に軽医療の自己負担率が重医療の自己負担率より高く設定されているという事実があることを指摘しておきたい．高額療養費制度は自己負担額が一定額を超えた場合，超過分が保険者から事後的に償還される制度である．表2-1で示したように高額の医療費がかかる患者は存在する．この場合の病気は重症（たとえば白血病など）であり価格弾力性が小さいと考えられる．その多くが高額療養費の対象となるため，実質的な患者自己負担率は保険制度が規定する自己負担率よりかなり小さいことになる．このように，わが国は高額療養費制度によって，事実上，重医療の患者自己負担率を相対的に低く設定していることになる．ちなみに先の例で示したフランスにはわが国の高額療養費制度に該当する仕組みは存在しない．

（4）　医療提供者サイドのモラルハザード

　一般の財・サービスの需要の決定主体は消費者であるが，医療サービスの場合，①医療知識の偏在，②医師－患者間の交渉力の格差，③時として緊急性が

高く患者が考慮する余裕がない，④自己負担率が低く抑えられているため需要の価格弾力性が小さくなっている，という理由で需要の決定権の多くが医師サイドにあると考えられる．このような状況下では，診療報酬が出来高払いで支払われる場合，利益の増加を目的として医師サイドに需要を増加させようという動機が生ずる可能性を否定できない．このいわば医療提供者サイドのモラルハザードを医療経済学では「医師誘発需要」と呼んでいる．医師誘発需要に関する研究は，本来「医療サービスの決定に患者はどこまで関与できるのか」という視点で行われるのが適当だと思うが，実際にはことばの意味よりやや狭義にとらえられて「人口当たりの医師数や医療機関数（医療密度）が上昇すると医師は医療需要を増加させる」という仮説を検証する形で研究されるのが一般的である．これは，「医師誘発需要」の研究は人口当たりの医師数が多い地区の医師報酬が高いという米国での事象の観察に端を発するためだと考えられる．わが国でも複数の研究成果があり，医師誘発需要の存在を確認している研究も少なくない．医師誘発需要は医療提供体制の拡充が医療費を増加させることにつながることを意味するため，医学部定員のコントロールや地域医療計画の根拠となっている．

もっとも医療密度と医療費との間に正の相関が見られたとしても，その解釈にあたっては次のような視点からの検討が必要である．

1） 識別性の問題

医師誘発需要仮説には様々なものがあるが，医療密度の上昇により患者の減少が生じた場合，患者当りの医療投入を増やすことにより収入を維持しようと行動する，という仮説（ターゲット・インカム仮説）が一般的である．しかし，医療密度と医療費とが正の相関を持ったとしても，必ずしもこのようなプロセスだけで医療費の増加がもたらされているとはいえない．医療密度の上昇は待ち時間や通院時間が短縮するため患者は受療頻度を高め，これにより患者当たりの医療費が増加するというプロセスも考えられる．純粋に供給サイドの行動を分析するためには患者サイドの需要増加行動と医師サイドの需要増加行動を識別しなければならなず，そのために初診の変化を前者，

入院の変化を後者として分析するなど，分析上の工夫がなされている．

2）誘発された需要の解釈

さらに供給者による需要の誘発が確認された場合でも，その需要が患者にとって不要な医療，無駄な医療だと決めつけるわけにはいかない．医療密度の上昇は患者1人当たりの診察時間が増加するため念入りな治療が行われる場合などが考えられる．この場合は，患者にとって望ましいと考えられる．したがって需要の増加が確認された場合でも増加した需要の内容を吟味して慎重に評価しなければ無意味な研究となってしまう．

第2節　医療サービスの供給特性

次に医療サービスの供給特性について考察してみよう．医療サービスの需要特性には「情報の非対称性」や「医療費支払いに保険の介在」といった医療サービス固有ともいえる際だった特徴が見られたが，供給特性については必ずしも医療サービス固有といえる際だった性質はない．しかし，それでも以下に示すような特性が見られる．

1　サービスとしての諸特性

医療サービスは財ではなくサービスであるため，サービスのもつ経済特性は医療サービスにも見られる．サービスであることの特徴から生じている医療サービスの課題を以下で整理する．

（1）　生産と消費の同時性

サービスが財と大きく異なる特徴に生産と消費の同時性がある．そのためサービスは財と異なり貯蔵したり遠隔地に輸送することができない．医療サービスも同様であり，医療提供体制の地域格差が解消せず，医師数が増えた今日においても医療過疎地は多く存在し，都市部であっても昼夜の医療体制に大きな格差が生ずるのは，本質的には医療サービスを貯蔵したり，輸送したりできな

いことに由来する．

(2) 標準化されにくい

　サービスは工業製品とちがって同じ規格で大量生産することが難しい．サービスである医療サービスも同様であり医療内容の標準化が行われにくい．特に医療サービスの場合は，①医療サービスの効果に不確実性があることと，②患者が医療サービスの内容を適切に評価できないという理由により，複数の手法が並存している場合が一般的である．出身大学によって手術の術式に違いがあったり，同じ病気であっても病院によって在院日数に差があるという事実はこのことを裏付けている．平成15年度から特定機能病院等の入院医療に対して導入された診断群分類による包括評価制度はこのことを明らかにした．表2-4はいくつかの診断群における平均在院日数とその変動係数を示したものであるが，変動係数の大きさから大学病院という同様の機能を有する病院であっても，同じ診断群（同じ病態）で在院日数にかなりの違いがあることが読み取れる．

2　高い労働投入比率

　医療サービス供給の特徴の1つとして労働投入比率の高さがあげられる．すなわち医療サービスの生産要素として労働投入の比率が高いのである．これは，

表2-4　DPC病院の診断群分類別平均在院日数に関する変動係数

(対象：平成17年7～8月の2ヶ月退院患者)

診断群分類名称	件数	平均値	変動係数
徐脈性不整脈　手術あり　手術・処置等1なし，手術・処置等2 1あり	589件	16.24日	0.74
胃の悪性腫瘍　手術なし　手術・処置等2あり　副傷病あり	397件	18.39日	0.93
大腸（上行結腸からS状結腸）の悪性腫瘍　手術なし　手術・処置等2あり	404件	12.40日	1.23
鼠径ヘルニア（15歳以上）　ヘルニア手術　副傷病なし	612件	6.38日	0.68
脊柱管狭窄　手術なし	749件	10.83日	1.18
全身性臓器障害を伴う自己免疫性疾患　手術なし　手術・処置等2なし	1799件	25.70日	0.85
2型糖尿病　手術なし　手術・処置等2なし	1080件	21.45日	0.54

出典：中央社会保険医療協議会提出資料より作成

①医療の担い手は医師や看護師であり医薬品や医療機器との補完関係はあっても完全に代替させることが困難であること，および，②医療法上の施設基準により病床数に対して一定割合の医師，看護師の確保が定められていることなどの理由による．労働投入比率が高いことは次のような医療供給上の課題をもたらすと考えられる．

（1） 高い損益分岐点比率

平成17年度の医療経済実態調査によれば一般病院の医業費用に占める給与費の比率は51.9％と大きい．損益分岐点比率（＝損益分岐点／医業収入）を,補助金など医業収入以外の収入がほとんどない医療法人立の一般病院でみると98.2％と高い水準にある．これは収入が2％ダウンすれば赤字になることを意味しており，医療機関の経営が需要の減少に対して極めて脆弱であることを示している．

（2） 需給調整に時間がかかる

医療の担い手の中心が医師や看護師であるため，これらの専門職種の養成量が医療サービスの供給量を制約することになる．しかし，専門職種の養成にはかなりのリードタイムがかかるため需要の変化に供給量を適切に対応させることが難しい．たとえば産科や小児科医が不足している状況であってもこれらを急速に増やすことは難しいし，反対に歯科医療では歯科医師に過剰感が出ているが需給調整はなかなか進まないのが実態である．

3　規模の経済性，範囲の経済性，経験曲線効果

次に医療供給体制を論ずる上で重要な視点である医療サービスの「規模の経済性」,「範囲の経済性」,「経験曲線効果」について考察する．

（1） 規模の経済性

規模の経済性とは財・サービスの生産量が増加すると1単位当りの生産コス

トが低下することをいう．一般にサービス生産は財を生産する場合と比較して規模の経済が働きにくいという傾向があるが，医療サービスはさらに，①施設基準により病床数に応じて必要な医療従事者数の確保が決められている，②医療ニーズは多様で標準化が困難である，③病院内部で各診療科の裁量権や個々の医師の裁量権が大きいため組織全体の規模の経済を追求しにくい，という理由から医療サービスの生産において規模の経済性は働きにくいと予想される．病院の費用関数の推計についてはいくつかの研究があるが，明確に規模の経済が認められるという研究結果は少数である．

さらに，規模の経済性の推計には留意すべき点があることを指摘しておかなくてはならない．それは病院の規模が大きくなると患者の重症度が高くなる傾向があるため，規模の大きい病院ほど高コストの医療サービスが提供される可能性があり，これが病院の規模の経済性を過小に評価してしまう．したがって，規模の経済性を正確に計測するためには，各病院のケースミックス（患者の病気の重症度）を考慮した推計が必要となる．

アメリカでは株式市場に上場している株式会社病院が80年代後半以降急速に合併が行われ資本の集中が進んだ．これは株式市場で高い株価を維持することと，マネジドケア保険に対する交渉力を増強する目的で行われたのであるが，このことは資金調達や保険者に対する交渉力という面で規模のメリットがあることを示している．日本では株式市場に上場している株式会社病院は存在せずに，また病院と保険者との直接契約が行われていないことを考えると，わが国の病院ではこのような側面で規模の経済が強く働くことはないと考えられる．しかし，わが国においても病院のチェーン化が展開していることから，個々の病院単位での規模の経済性の把握ではなく，法人（グループ全体）として規模の経済性がどのように働くのかという点は今後わが国でも研究されるべきテーマである．

（2）範囲の経済性

範囲の経済性とは複数の財・サービスを結合して生産した場合，単一の財・

サービスを生産するより単位当り費用が低下することをいう．医療の場合，複数の診療科の間にそのような関係が成立するかという視点で分析される場合が多い．範囲の経済性に関する実証研究は規模の経済性の研究よりはるかに少なく，その結果も範囲の経済性が認められたというものも，認められないというものもあり，規模の経済性ほど明確な傾向が示されてはいない．

範囲の経済性の標準的な計測方法は費用に着目することであるが，医療の実態を考慮すれば，医療における範囲の経済性の計測は患者の便益にも考慮して行われるべきである．患者にとっては同一の医療機関に自分が必要とする複数の診療科があれば，通院時間の短縮や診療科間のカルテの共有による便益は大きい．また特別養護老人ホームに病院が併設されていれば安心感は高まるかもしれない．よって，範囲の経済性を費用面から評価することより，患者の便益から「連携の経済性」を評価する方が政策的にははるかに有益だと考える．

（3） 経験曲線効果

経験曲線効果とは，財・サービスの累積生産量が増えると経験に伴うさまざまな改善効果により単位あたり生産コストが低下することである．経営現場で発見された経験則であるため主に経営学の分野で使われる．医療サービスの場合，医師や施設がある医療サービスの供給累積量が多いほどコスト低減がもたらされるということも意味があるが，それ以上に治療効果や安全性などの質の向上が期待できることが重要である．長谷川（2003）は，わが国のデータから，虚血性疾患，開胸手術，脳卒中開頭手術の術後90日死亡率と施設における手術件数との間に負の相関が，がんでは90日死亡率および5年生存率と施設当りの手術件数との間にそれぞれに負と正の相関が認められたと報告している．わが国では平成14年の診療報酬改定により施設ごとの手術件数の基準が設けられ，手術件数がこの基準に満たない場合は手術に係る診療報酬が減額されることとなった．これは手術実施施設の集中化により習熟効果を期待したものだと考えられる．もっともこれは基準が厳しすぎるため患者が手術を受ける機会を阻害するというアクセスの公平性からの批判もあり平成16年度改定では一定の経験

年数を有する医師がいる場合は手術件数の多い病院は加算，少ない場合でも減額しないという加算方式に変更された．一方，平成17年度に外科系の6学会が病院の手術件数と患者のアウトカム（術後の状態）の関係について実証研究を行い，一部を除いて有意な関係は認められないと結論付けた．その後，このデータを用いて統計学者が再検討を加えたが，患者のリスク要因の把握が不十分であるなどデータの問題を指摘した上で，手術件数とアウトカムに有意な関係がみられないという結論であった．この結果を尊重し，平成18年度の診療報酬改定では手術件数と診療報酬を関連付ける方式を廃止した．

以上考察した「規模の経済性」「範囲の経済性」「経験曲線効果」という視点からの分析は，①医療機関の機能分化の問題，②病診連携の問題，③病床規制の問題，④施設基準の問題，⑤営利病院参入問題などに合理的なインプリケーションを与えることが期待される．

4　医療技術の特性

医療サービスは医療技術や看護技術の集合体である．したがって，医療サービスの供給特性を論ずる場合，医療技術の特性についても考察する必要がある．

（1）　効果の不確実性とプリンシパル・エージェント問題

医療技術の特徴の一つに治療効果の不確実性がある．たとえば医薬品の承認においては一定水準の割合で効果が認められれば医薬品として販売が許可される．つまり効果の不確実性があることを承知で医薬品として承認されるのである．医薬品に限らず，すべての医療サービスにこの不確実性は存在する．このことは医師と患者の間のプリンシパル・エージェント問題を生じさせることになる．プリンシパルとは委任者，エージェントとは代理人で，代理人が委任者の利益を増加させるように行動させるためにはどのようにインセンティブを設計するか，というのがプリンシパル・エージェント問題であり，株式会社における株主と取締役の関係など社会システムの様々な関係に見ることができる問

題である.医療においては患者を委任者,医師を代理人ととらえ,インセンティブは診療報酬の支払方法と考えるのが一般的である.そもそも患者は医療サービスそのものから効用を得ることは少ない.むしろ医療サービスを需要することは患者にとって苦痛であり忍耐を必要とする負の効用である場合が多く,患者が期待するのは受療の結果,健康が回復することである.このことから,医師が患者の完全な代理人となるための報酬制度は患者の健康の改善度に応じて報酬を払う方式である.この方式の下では病気を治したいという患者の目的(当然医師の目的も同様であるが)と医師の経済的利得とが一致する.しかし,実際にそのような報酬制度をとっている国はない.それは医療技術の効果に不確実性が存在するからである.患者が期待したほど健康の回復が達成されないとしても,それが医師の不勉強や未熟から生じたものなのか,医師は最善を尽くしたものの医療効果の不確実性という医療技術の性質によってもたらされたものなのか判別できない.この効果の不確実性という医療技術の特徴は報酬支払いの制度設計をたいへん複雑なものにしている.

(2) 医療技術と医療保険制度

医療技術の開発や普及に対して大きな影響をもつのは医療保険制度である.新しい医療技術や新技術が体化された医薬品や医療機器が医療保険の対象となり,かつ高い公定価格(技術料や薬価)が設定されることは,その技術の開発や普及にとって追い風となる.新技術は収載までの時間に違いはあるものの大半の技術はいずれ保険収載されるため開発や普及の鍵を握るのは公定価格の水準だといえる.一般の製品であれば高い価格を設定することが必ずしもメーカーの利益になるとは限らない.高過ぎれば売れないからである.そこでメーカーには価格戦略が必要となる.一方,診療報酬が出来高払い方式で支払われる医療保険制度の下では,高い公定価格が設定されれば,それはほぼメーカーと医療機関の利益に貢献する.なぜなら,出来高払い制の下では医療機関の財政的リスクは小さくなり医療機関にとってはその技術に対する価格は意味をもたなくなるため,良い技術であれば積極的に導入しようとする.一方,保険によ

り患者の自己負担が低く抑えられているため，患者にとってもその技術の価格弾力性は非常に小さいものとなる．その結果，新技術に高い公定価格が設定されることは，その技術の普及に大きく貢献するのである．人工透析やCTスキャンは導入期には，公定価格が政策的に高く設定されていたため急速に普及したことが知られている．また，1980年代の新薬開発は改良型新薬に向けられていたが，この背景には改良型新薬に対して比較的高く薬価が設定されたことがある．反対に90年代以降，検査料の包括化の推進や検体検査の公定価格の引き下げにより臨床検査薬から撤退する製薬メーカーも出てきている．このように，公的医療保険制度の主たる目的は医療の質の向上とアクセスの改善であるが，間接的には製薬メーカーや医療機器メーカーの研究開発に大きな影響を与えている．

（3） 医療技術の評価の問題

新技術（あるいはその技術を反映した財・サービス）が市場取引される場合であれば，各消費者はその技術から得られる限界便益と技術の購入に伴う限界費用を比較して，前者が後者を上回っていれば購入する人が増えてその技術は普及することになる．しかし，医療技術の場合，このような分権的な価格形成メカニズムは働きにくい．その第一の理由は，情報の非対称性が存在するため患者は医療技術を適切に評価することが難しいからである．第二の理由は，公的医療保険制度下においては公定価格を設定しなければならず，公定価格の設定は政府や保険者など公的医療保険の運営に関与している主体が行うことになるからである．

医療技術の評価を市場に委ねられないため，費用と便益を計測する何らかの方法を考案しなければならない．その場合，費用の計測もさまざまな課題を含んでいるが，便益を評価することにはより多くの課題がある．便益をどのように評価するという視点からいくつかの医療技術評価の手法が開発されている．便益を測る代理変数として延命年数といった自然的単位で評価された単一の医療効果を用いる「費用－効果分析」，延命や健康といった医療効果を自然的単

位で評価するのではなく効用指標で重み付けして評価する「費用－効用分析」，さらに，医療効果を金銭評価した「費用－便益分析」などが代表的な手法である．しかし，わが国の医療保険制度では，新しい医薬品や医療機器，あるいは医療技術の評価においてこのような科学的な手法は使われていないのが現状である．医薬品や医療機器の申請の場合，申請者がこのような経済評価を自発的に行っているが，申請に必須の記載事項でないため評価方法は統一されていない．また新しい医療技術の保険収載に際しては学会等が要望書を提出するが，要求価格の設定に対してこのような経済評価は行われていないのがほとんどである．今後，このような評価方法を保険収載の際に活用することを検討する必要がある．

第3節　社会的規範としての医療アクセスの公平性

医療システムを設計する上で考慮すべきことは，医療サービスの需要特性，供給特性だけではない．医療へのアクセスが公平であるべきだという社会規範は厳然と存在する．田村（2003）は6つの先行調査の結果を分析し，一般市民には患者の支払能力の大きさによる医療格差導入に対して否定的な意見を持つ人が多いことを指摘し，これは単に低所得者や不健康な人が否定的だというだけでなく，医療に関するいわば平等絶対主義があると分析している．医療アクセスの公平は健康や命は平等であるべきだという価値規範から合理化されるだけでなく，早期治療による医療資源消費の効率化や感染症などの外部性をもつ疾病の対策の面からも重要な意味をもつ．医療アクセスの公平性とは地理的なアクセスの意味と経済的なアクセスの意味がある．

1　地理的アクセスの公平性

地理的なアクセスの公平性とは医療供給体制に大きな地域格差が生じないようにすることである．強制徴収されている保険料や税を原資として公的医療保険が運営されていることからも「保険あって医療無し」という状況は社会的に

第3節 社会的規範としての医療アクセスの公平性

容認されない．わが国は1970年まで医学部の新設が認められなかったため1965年の人口10万人対医師数は111.2人にとどまっていた．その後1県1医大政策により医学校が全国に設立され，医学部を持たない都道府県はなくなった．その結果，人口10万人対医師数は2000年には201.5人まで増加するとともに，都道府県単位での人口当たり医指数の格差は縮小してきている．しかし未だに次のような検討課題が残っているのも事実である．

1）へき地医療の存在

医師自身の大病院勤務志向や子弟の教育環境への考慮から，医師の都会志向は根強いものがある．そのため過疎地域等では相変わらず医師が不足し，医師数が医療法による基準を下回る「標欠」病院や無医地区が未だに存在するのが現状である．

2）医療水準や診療科目の地域不均衡の存在

高度で専門性の高い医療機関は大都市に偏在しているため，医療水準を考慮した医療提供体制の地域格差はかなり大きいと考えられる．表2-5は専門別に医師の地域偏在を示したものである．2000年の人口当りの医師数の変動係数（値が大きいほどばらつきが大きい）を見ると，都道府県ベースでは，医師全体では0.17であるが，呼吸器科0.45，リハビリテーション科0.49，神経内科0.52，小児外科0.63，心療内科0.77，神経科0.78と専門性の高い診療科の人口当たりの医師数はかなり格差が大きいことが分かる．さらに，これを市町村ベースで見ると，ばらつきは一気に拡大していることが分かる．国民の医療に対する要求が高度化する中，このような地域格差をどのようにして縮小するのかという課題の解決は重要である．

2　経済的なアクセスの公平性

経済的な意味での医療アクセスの公平性とは，所得格差により受療機会に不平等が生ずることをなくそうというものである．とくに所得水準と医療需要とは負の相関が見られるため，低所得者が医療にアクセスしにくい状況は医療ニーズの高い人に対して医療サービスが十分に提供されないことを意味する．

表2-5　診療科別人口10万人当たり医師数の変動係数（平成12年）

	都道府県ベース	市町村ベース
内科	0.21	5.08
心療内科	0.77	8.18
呼吸器科	0.45	6.22
消化器科	0.34	5.39
循環器科	1.06	5.92
小児科	0.16	5.20
精神科	0.25	5.57
神経内科	0.52	6.35
外科	0.21	5.03
整形外科	0.17	4.98
形成外科	0.56	6.29
美容外科	1.23	10.50
脳神経外科	0.22	5.30
小児外科	0.63	8.70
産婦人科	0.16	5.04
眼科	0.20	5.04
耳鼻咽喉科	0.20	5.04
皮膚科	0.20	5.24
泌尿器科	0.22	5.20
リハビリテーション科	0.49	6.16
合計	0.17	

出典：『医師数等の異動及び異動が介護費・医療費に与える影響に関する研究』（2003）より作成

（1） 所得と医療需要

遠藤・駒村（1999）は世帯に対する公的医療保険の保険給付額（保険者が医療機関に支払った金額）と世帯所得との間に負の相関があることを明らかにした．表2-6は平成5年の所得再分配調査のデータを用いて世帯単位の医療保険給付額を被説明変数，世帯所得，世帯年齢，家族数，65歳以上の家族数を説明変数とした回帰分析の結果である．全年齢サンプルの分析結果では，世帯所得が少ない世帯は保険給付額が多いことが示され，所得と医療需要が負の相関をもつことが明らかである．この理由としてつぎの三つが考えられる．

1）ライフサイクルの特性

高齢者は若人と比較して医療需要は大きいが，一方で退職などによって所得が低いというライフサイクル上の特徴による．

2）不健康と所得の相互作用

表2-6の15-59歳という若人世代だけの分析結果を見ると世帯所得と保

第3節　社会的規範としての医療アクセスの公平性

表2-6　所得と医療保険給付額の関係

被説明変数：世帯単位の医療保険給付額

対象年齢		全年齢	15—59歳	60—69歳	70歳—
説明変数	定数項	−19.9611**	−16.4049*	404.9153**	−101.0073
	世帯所得	−0.0096**	−0.01169**	−0.0096	−0.0041
	世帯主年齢	0.8262**	0.8110**	−5.6609*	2.0560
	家族人数	7.2102**	5.6034**	4.6824	8.9144
	65歳以上の家族人数	16.4059**	37.2937**	15.5599	4.1775
自由度調整済決定係数		(0.027)	(0.032)	(0.004)	(0.007)

分析方法：OLS　　　　有意水準：　**1％　*5％
出典：遠藤・駒村（1999）

険給付額は負の相関があることが分かる．これはライフサイクルの特徴だけでは説明がつかない．この解釈の1つとして不健康な人は高収入を得られる就労機会を得られにくいという可能性が考えられる．また反対に，所得の高い人は健康に対する関心を高め健康的な生活をする傾向があるということも考えられる．因果関係の方向はともかく，不健康と所得とは労働や生活を通じて相互に影響を与えている可能性が高い．

（2）　公的医療保険と医療アクセスの公平

　所得格差による医療アクセス不平等を回避させる有効な方法として公的医療保険がある．医療需要の不確実性を回避させるためには医療費の支払手段に医療保険を利用するのが有効であることは既に述べたとおりである．不確実性から生ずる非効率性の改善という目的であれば私的医療保険も公的医療保険も，共に有効であるが，医療アクセスの公平性という目的からは公的医療保険のみが有効である．私的保険と公的保険の決定的な違いは私的保険は任意加入であるが公的保険は強制加入だという点である．任意加入の場合，医療需要の大きい人も小さい人も同じ額の保険料を設定すれば医療需要の少ない人は保険に加入しないため，保険収支を維持するためには医療需要（リスク）に応じた保険料を設定しなければならない．その結果，リスクの高い人は高い保険料を課せられるため保険への加入は制限され，医療需要を多く必要とする人の医療アクセスは相対的に不利になる．それに対して，公的医療保険は強制加入を前提としているため被保険者のリスクに対応しない保険料設定が可能であり，医療需

第2章　医療サービスの経済的特性

表2-7　公的医療保険が所得格差に与える影響

	ジニ係数	改善度
A	0.4513	
B	0.4553	-0.88%
C	0.4347	3.69%
D	0.4389	2.75%

A：当初所得
B：当初所得－社会保険料
C：当初所得＋保険給付
D：当初所得－社会保険料＋保険給付
出典：遠藤・駒村（1999）

要が大きい人でも高い保険料を払うことなく保険に加入できる．皆保険制度をもたないアメリカにおいてさえ高齢者対象の公的医療保険であるメディケアが存在するのはこのような理由による．

　さらに所得と医療需要には負の相関が見られるため，公的医療保険は所得格差による医療へのアクセスの不平等を改善していることになる．表2-7は所得再分配調査データ（平成5年）を使って公的医療保険が所得格差にどのような影響を与えているかを示したものである．具体的には，当初所得の格差と当初所得から社会保険料を控除し医療保険給付額を加えたものの格差を比較している．所得格差の指標としてジニ係数を用いており，この値が小さいほど平等に近づくと解釈される．当初所得のジニ係数は0.4513であったが，公的医療保険を通じて保険料の支払いと保険給付の受け取りを行った後のジニ係数の値は0.4389と2.75％小さくなっている（実際には保険給付は医療機関が受け取り，被保険者はその額に見合う医療サービスを受け取る）．すなわち公的医療保険を通じて高所得者から低所得者に対して所得移転が行われ，低所得者の医療へのアクセスをしやすくしていることが分かるのである．

　このように公的医療保険制度は所得格差による医療アクセスの不平等を回避する機能をもっているが，保険財政が逼迫する中，自己負担の引き上げなど公的保険制度の機能の低下が見られる．わが国の所得格差は拡大傾向にあるという実態を踏まえて，医療アクセスの公平性が大きく阻害されないような制度改革が望まれる．

おわりに

　以上，医療サービスに関する性質と供給規範について概観したが，政策上のさまざまな課題は医療サービスの性質と関連していることが分かる．最後に医療サービスの経済特性を論ずる際の留意点をふたつあげておきたい．

（1）　医療サービスの多様性

　医療サービスは多様であり，その中身は極めて多様である．たとえば，花粉症の診断，脳外科手術，卵巣がんの化学療法，五十肩の治療，心療内科のカウンセリング，美容整形と並べてみてもおよそ性質の異なる内容であることは明白である．需要の不確実性，情報の非対称性，効果の不確実性，価格弾力性などはそれぞれ異なる．したがって，政策を論ずる際，一般的な医療サービスの性質だけを強調しすぎることは誤った結論を導くことになりかねない．医療サービスの多様性に注意することが重要なのである．

（2）　対応策が新たな問題を生じさせる

　他の経済政策と同様に，医療においても問題を解決するための政策が新たな問題を生じさせる．たとえば，需要の不確実性から生ずる非効率に対応する目的で医療保険を導入すると，新たにモラルハザードの問題が生ずることになる．需要サイドのモラルハザードを抑制するために患者自己負担を引き上げると，医療アクセスの公平性に影響を与える．供給サイドのモラルハザードを抑制するために，診療報酬の支払いを包括支払い制に変更すると医療の質に対するモニタリングの必要性が高まる．このように，いわば「もぐらたたき」現象が見られるため，部分最適化を目指した医療政策は適当ではなく，医療政策は政策の波及効果を見渡した総合的な視野でなされる必要がある．

第2章　医療サービスの経済的特性

参考文献

医療経済研究機構（1996）『平成8年度政府管掌健康保険の医療費動向等に関する調査研究』報告書（座長　池上直己）．

医療経済研究機構（2003）『医師数等の異動及び異動が介護費・医療費に与える影響に関する研究』報告書（座長　遠藤久夫）．

遠藤久夫・駒村康平（1999）「公的医療保険と高齢者の医療アクセスの公平性」『季刊・社会保障研究』35（2）．

大道久（2003）「医療における情報提供と質の評価」『季刊　社会保障研究』39（2）．

田村誠（2003）「なぜ多くの一般市民が医療格差導入に反対するのか」『社会保険旬報』2192（2003.12.11）．

総務庁（2003）『平成11年　全国消費実態調査報告』．

長谷川敏彦（2003）『医療の質と外科手術の技術集積性に関する研究』平成14年度厚生労働科学特別研究事業．

第3章　医療保険の経済理論

　　　　　　　　　　　　　　　　　　西　村　周　三

は　じ　め　に

　医療保険に関する経済理論の発展には，大別して2つの流れがある．1つの流れは，社会保険制度としての医療保険制度をめぐる議論の展開であり，いま1つの流れは，私的・民間保険としての医療保険制度の機能をめぐる議論である．主要先進諸国では，アメリカ合衆国を除くほとんどの国々で，医療費の大部分が公的に保障されている．その財源は，税金ないし社会保険料であり，こういった国々では，社会保険としての医療保険のあり方が議論されてきた．他方で，私的・民間医療保険が普及しているアメリカ合衆国では，市場メカニズムとしての医療保険制度の功罪が主に議論されているが，これら2つの流れを，完全に切り離されたものと考えるのは適切ではない．
　社会保険制度や公的医療保障を中心とする国々でも，近年は一部で，民間保険の導入が進んでおり，他方で，アメリカでも，部分的にではあるが，メディケアやメディケイドなどの公的医療保障制度がある．さらに理論的な観点から見ても，これらの2つの考え方の流れが独立して発展してきたわけではない．むしろ民間保険に関する議論の発展は，民間保険制度が持つ機能の「限界」を明らかにするために発展してきたと理解することもできるし，これらの議論の与える示唆が，公的保障のあり方を，その枠内で再考し，公的な制度の改革にも寄与することにもなっている．
　そこで以下では，まず第1節で，市場メカニズムを前提とする民間保険制度の役割と限界をまず明らかにし，それが公的な保障としての医療保険制度にど

のような意義を持つかを明らかにする．次いで第2節で，主に日本の制度を中心としながら，社会保険制度としての医療保障について，様々な角度から考察を行う．最後の第3節では，今後どのような問題についての理論的考察が必要かを問題提起することにする．

第1節　民間医療保険の理論

1　理論発展の背景

　医療経済学が本格的に独立した学問として認知されるに至った，最初のパイオニア的な論文に，K. アローの「不確実性と医療の厚生経済学」（Arrow, 1963）という有名な論文がある．この論文の重要な問題提起は，医療に，2つの意味での不確実性が伴うことを指摘した点にある．それは病気になることに関する不確実性と，病気になったあと，治療を行って，その結果に不確実性が伴うこととである．この指摘は，経済学を知らない人々にとっては，何ら新味のない当たりまえのことに映るが，経済学の発展の歴史を知ると，その意義が明らかになる．

　近代の経済学は，マルクス経済学などにおいて暗に提起された「計画の幻想」に批判を投げかけることから始まったと見ることができる．資本主義経済は，さまざまな矛盾を抱えるが，これに代わる理想的な体制においては，国家は賢明であるはずであり，適切な計画を行いさえすれば，人々は幸福になると考える時期があった．しかしながら社会主義経済が実現したあと，そこでは，「計画経済」という美名のもとで，権力が少数の手に集中し，その権力がしばしば独裁や腐敗を生み，多くの人々に幸福をもたらさないことが露呈してきた．

　そしてこのような現実の進展と相前後して，アダム・スミス（Smith, A.）が提起した「見えざる手」が，どのような条件の下で成り立つのかという経済学研究が発展した．この研究作業は，全体としては，「市場メカニズム」の「計

画経済」に対する優位性を検証する作業ではあったが,興味深いことにそれは,そのメカニズムの限界も明らかにする作業であった.

この種の研究発展の中心的な役割を果たしたのが上述のアローに他ならないが,彼の上述の医療保険に関する理論は,この時期の彼の「不確実性と不完全情報の経済学」の理論展開に基づいている.彼は結論的には,公的な医療保険制度の必要性を唱えるのであるが,以下ではこの基礎となった理論を簡単に紹介しつつ,医療保険の理論を紹介する.

あらゆる経済的資源配分が,政府による適切な計画によって可能である,というのが幻想であることのもっとも大きな理由は,次のような2つの要因による.第一に,政府が個々の人々の意志や欲求を適切に把握するためには,その情報を伝達することにコストがかかるということを忘れているからである.個々人の欲求は多様であるが,その多様な欲求を,その情報の収集のコストをかけずに,計画当局が簡単には知り得ないのである.

他方で,市場メカニズムは,所得分配の問題を解決しないが,個々人が適切な所得さえ持てば,自らの意志に基づいて,それぞれの欲求を満足させることができる.現に,現在の日本でも多くの国民は,「医療」に関しては,おそらく自分でお金を払ってでも,もっと多くの質と量のサービスを求めている可能性が高いのに,政府には,そうではないと理解されている可能性がある.これは,個々人の(購買力をともなった)欲求を的確に把握していないからであると想像できる.

これに対して,市場メカニズムは,政府がこういった国民の欲求に対する情報を得なくても,財・サービスの需要が実現する.もちろん,同時にこの仕組み,すなわち市場メカニズムは,医療などのように,国民が均しくそれを受けられることが望ましい財・サービスについては,配分上大きな欠陥がある.理由は簡単で,お金持ちほど容易にサービスを需要できることになるからである.

ただし,政府による計画的な配分というメカニズムは,このような欠陥を是正するための補完的なシステムを用意している.それは民主主義である.民主主義は建前としては「1人1票」という支配権を持つ平等の権利の行使によっ

て，平等な資源配分を実現することができるメカニズムであるから，医療のように，多くの国民が均しくそれを享受すべきと考える財・サービスの配分メカニズムには適しているように見えるが，残念ながら現実にはそうなっていない．

民主主義的な政治決定により医療が平等に保障されるとは限らない1つの大きな要因としてあげられるのは，このサービスの需要に不確実性がともなうという点があげられる．たとえば最低限の生活を営むためには，「食事ができる」ということが不可欠であるが，このことが，ある人に満たされていない場合には，社会は，この状態を不正義であると考え，直ちに政治による対処を求めるであろう．こういった装置は，「生活保護」という政策によって実現されている．

ところが医療に関しては，その最適な提供量について，国民の意見の一致を見るのは難しい．その理由の1つは，すべての人々が，必ず病気になるというわけではないという点にある．自分は健康で病気にならないと確信する人々は，必ずしも「誰もが平等に無料で十分な医療を受けられる」制度の実現を望まないかも知れない．さらに第二の理由として，次のようなことが考えられる．仮に大多数の人々がいつかは病気になる可能性が高いと自覚するとしても，ある一時点をとると，病気になっている人より，病気になっていない人の数のほうがはるかに多いことが，十分な保障をする制度の実現を困難にする．病気になって初めて健康のありがたみを知ることが多いのだから，健康なうちは，病気の人々のために税金を支払って，医療を保障する制度を認めるとしても，そのための出費はできるだけ少ない方がよいと考えるかも知れない．このうちの第一の理由について考えることは第2節に先送りすることにして，第二の理由について，もう少し深く考えてみよう．それはとりもなおさず「保険」というものの考え方の紹介ということである．

2 民間医療保険の限界とそれが与える示唆

市場メカニズムが，所得分配という課題をさしおけば，適切な資源配分をもたらすということを明らかにしたミクロ経済学の発展は，当初は「不確実性が

ない」「情報が完全である」などといういくつかの仮定の下での資源配分の最適性を明らかにした．それでは，「不確実性」があり，「情報が不完全な」場合には，市場は，適切な資源配分に成功するのだろうか？　これに対する部分的な答えが「保険」というものである．世の中は，地震や火災などの災害が起きる可能性があったり，自動車事故が起きる可能性があったり，不確実なことばかりである．

　こういった災難を国が一手に引き受けてくれたら好ましいと思う人々は少なくないが，社会主義国のように，こういった保障を国にすべて任せてしまうと，そこに様々な利権などが生まれ，かつ大きな財政負担を伴ってしまうことを，多くの国々が経験した．そこで民営化が叫ばれるようになった次第であるが，かといって，こういったものをすべて民間に委ねると，国民の所得分配は著しく拡大してしまう．また医療保険に関しても，市場にすべてを委ねると，さまざまな不都合なことが生じる．この点を，簡単な例示で示そう．

　たとえば，最近喫煙者と非喫煙者とで，医療保険の保険料に差をつけるべきであるという意見が強まっている．この意見は，いわゆる民間保険だけでなく，公的な医療保険に対して適用すべきであるという意見さえみられる．民間保険に関しては，人々に選択の余地があるだから，この見解は望ましいように見える．筆者も，次のような前提では，好ましいと考える．それは喫煙者と非喫煙者とが明確に区別できるという前提である．

　しかしながら現実には，保険者（保険会社など）はこれを正確に区別できないことが多い．特に，少しの間だけ喫煙した人をどのように扱うかは，悩ましい問題である．この種の問題は，市場メカニズムの機能を研究するなかで，主として英米の研究者によって，精力的に研究された分野であり，いわゆる「レモンの原理」として有名な成果が上がっている．

　その詳細を紹介する余裕はないが，結論を述べれば，この種の問題を市場に委ねると，効率性を目指せば目指すほど，喫煙の有無をモニター（調査）するのに費用がかかり，かえって効率性が損なわれるという点を強調しておきたい．他方で，この種の民間保険は，生まれつきの重病の人々を保険加入者として認

めれば、全体としての保険料が著しく上昇するという欠陥も持っている。したがって、ハイリスクの人々は、あらかじめ保険から排除するということになり、社会保障としての機能を果たさなくなる。

もちろん他方では次のことにも注意する必要がある。すなわち、現行の日本の医療保障制度は、社会保険制度として営まれているが、ここには競争メカニズムが働かず、社会保険庁の不祥事をはじめとして、さまざまな問題点が露呈している。したがって、公的に営めば、何もかもうまくいくという発想にも問題があることに注意をしておきたい。

第2節　社会保険の経済分析

1　社会保障と社会保険

前節で述べたように医療の保障を民間の保険を中心に行うことには、多くの問題がある。事実大多数の国々で、医療の保障は、社会保障という形で行われている。しかしながら、その社会保障の形態は世界的に見て一様ではない。特にしばしば指摘されるのは、「社会保険制度」という方式と「税方式」という運営形態の違いである。以下では、この社会保険制度について検討を加えるが、これに先立ち、社会保障全般について概観しておこう。

（1）社会保障の範囲

政府などの公共部門が関わる分野には、常に、非効率性が発生する危険性を伴うが、だからといって現在多くの国々で、社会保障として国民生活を守ることになっている医療制度や年金制度を、すべて市場に任せるべきだということにはならない。市場の機能を高く評価する人々の中には、純粋な所得再分配のみを社会保障の目的とすべきであると考え、年金や医療も、民間保険を中心に営めばよいと主張する人々もいるが、一般的な常識では、年金や医療・介護に

公的部門が関わることは当然のことと考えられている.

　社会保障がどのようなものを指すかについては，いろいろな考え方があるが，そのうちの代表的なものは，ILO（国際労働機関）が示している基準である．これによると，以下の3基準をすべて満たす，すべての制度であると定義される．

1）制度の目的が，次のリスクやニーズのいずれかに対する給付を提供するものであること，①高齢，②遺族，③障害，④労働災害，⑤保健医療，⑥家族，⑦失業，⑧住宅，⑨生活保護その他．

2）制度が法律によって定められ，それによって特定の権利が付与され，あるいは公的，準公的，もしくは独立の機関によって責任が課せられるものであること．

3）制度が法律によって定められ，それによって特定の権利が付与され，あるいは公的，準公的，もしくは独立の機関によって管理されていること．

　この定義は，出発点が労働者の権利を擁護するために設定されたものであり，社会保障が，労働者ではなくなった数多くの高齢者を対象とするようになっている現代日本にふさわしいものかどうか疑わしいが，一応これによると，次のような制度が対象となる．社会保険制度，家族手当制度，公務員に対する特別制度，公衆衛生サービス，公的扶助，社会福祉制度，戦争犠牲者に対する給付などである．なお，日本では国立社会保障・人口問題研究所が，毎年の社会保障関連の統計データを公表している．

　さて上記の①～⑨の分類は機能別分類といわれるが，金額ベースでは，これらの構成は，2000年現在，「高齢」が全体の47.1％で1位であり，保健医療が32.8％で2位となっている．本章のテーマはマクロ経済学的な観点からの社会保障の取り扱いであるので，以下では，保健・医療保障と関連する制度である年金制度，医療制度，老人介護制度などについてのみ説明を加えるが，これに先立ち，社会保障全体の給付と負担の状況を見ておこう．

（2）　日本の社会保障費の推移

　図3-1は日本の社会保障給付費の近年の推移を示したものである．デフレ

第3章　医療保険の経済理論

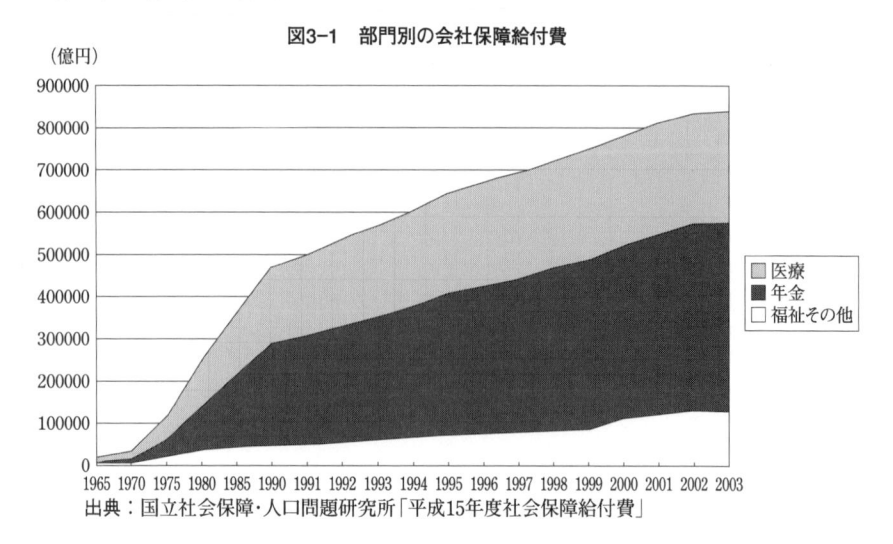

図3-1　部門別の会社保障給付費

(億円)

1965 1970 1975 1980 1985 1990 1991 1992 1993 1994 1995 1996 1997 1998 1999 2000 2001 2002 2003

凡例：医療／年金／福祉その他

出典：国立社会保障・人口問題研究所「平成15年度社会保障給付費」

経済下にもかかわらず，一貫して伸びを続けているが，この要因として第一に思い浮かぶのは高齢化の進展である．しかしながら合わせて指摘しておく必要があるのは，家族構成の変化である．図3-2に示すように，いわゆる「3世代世帯」が減少し，高齢者が1人で世帯を営む比率が増加している．これは今後も増加することが見込まれている．3世代世帯を営むより，1人暮らしの方が，1人当たりの生活費が高くつくことは容易に想像されるが，これだけでなく，たとえば医療の受診率も，1人暮らし高齢者の方が高いという調査報告がある．こういった事態が社会保障費の増加を促す要因である．

年金制度も医療・介護制度も，いずれも今後さらに進む高齢化を見据えた議論がもっとも重要であるが，このような家族制度の変貌という視点からの議論も同じように重要な議論である．

（3）　社会保障の財源

他方で，社会保障の財源の構成は，近年では表3-1のようになっている．表から明らかなように，年金，医療，介護などのための「社会保険料」財源の占める割合は，2003（平成15）年度現在で，55兆円にも及んでおり，もはや個

第2節 社会保険の経済分析

図3-2 世帯構造別にみた65歳以上の者のいる世帯及び構成割合の推移

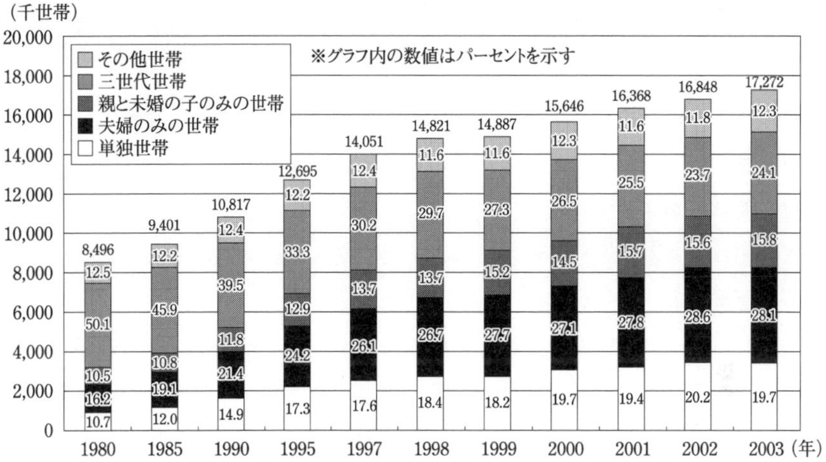

(千世帯)

凡例:
- その他世帯
- 三世代世帯
- 親と未婚の子のみの世帯
- 夫婦のみの世帯
- 単独世帯

※グラフ内の数値はパーセントを示す

年	総数	単独世帯	夫婦のみ	親と未婚の子	三世代世帯	その他世帯
1980	8,496	10.7	16.2	10.5	50.1	12.5
1985	9,401	12.0	19.1	10.8	45.9	12.2
1990	10,817	14.9	21.4	11.8	39.5	12.4
1995	12,695	17.3	24.2	12.9	33.3	12.2
1997	14,051	17.6	26.1	13.7	30.2	12.4
1998	14,821	18.4	26.7	13.7	29.7	11.6
1999	14,887	18.2	27.7	15.2	27.3	11.6
2000	15,646	19.7	27.1	14.5	26.5	12.3
2001	16,368	19.4	27.8	15.7	25.5	11.6
2002	16,848	20.2	28.6	15.6	23.7	11.8
2003	17,272	19.7	28.1	15.8	24.1	12.3

出典：厚生労働省「平成15年国民生活基礎調査」
注：1995年の数値は兵庫県を除いたものである．

表3-1 社会保障財源の項目別構成

平成15年度（単位 兆円）

		社会保障計	うち医療保険
保険料	計	54.6	15.8
	事業主	27.3	6.6
	被保険者	27.4	9.2
公費（税）	計	27.8	10.7
	国庫	21.1	8.0
	地方	6.6	2.7
その他		18.8	5.0
計		101.2	31.5

人所得税，法人所得税，消費税などの「税」の総額を上回っている．もちろん税財源から社会保障に向けられる額も20兆円を超えており，日本は，社会保険料と税との2つを主要財源とする国である．

世界各国の社会保障財源構成を見ると，日本はやや特異な国であることがわかる．イギリスや北欧諸国は，税を主たる財源としており，フランス，イギリスなどの大陸ヨーロッパ諸国の多数は，社会保険料を主たる財源としている．ただし，医療のための財源のかなりの部分を民間保険に依存しているアメリカ

71

も,別の意味で特異な国である.いまこのアメリカという例外は少しおくことにすると,日本の財源調達の仕組みは,これらのヨーロッパの2つのパターンの折衷型であると考えることができる.

したがって統計データを見るさいにも,このような2つの財源からなるという現実を踏まえた上で,注意深く検討しなければならない.たとえば,1つの医療保険制度が赤字であるという場合に,そこに様々な根拠で税が投入されていて,それを含んだ上での赤字なのか,税の投入の前での赤字なのかに注意をする必要がある.

主としてドイツの制度を模倣して始まり,イギリスの制度へのあこがれも強かった日本では,社会保障財源として,税と社会保険料のいずれが望ましいかについて,経済学や社会政策論で,長年の間,論争となってきた.しかしながら過去の論争は,この問題を,主として労使の対立と,それを調整する政府のあり方として理解してきたために,政治状況も変わった現代日本ではやや時代遅れの議論であり,下手な説明をすると,議論のための議論となってしまう可能性がある.

しかも,このような財源調達方式の違いは,一見すると国民にとってはあまり重要ではないように見えるかもしれない.国民の意識としては,社会保険料も税と変わらないものと映るかもしれないからである.しかしながら,現実には,この差異と折衷型であるという現実は,社会保障の理念や国民の負担感などに複雑な影響を与えている.

日本の制度が折衷型であるために,年金保険料と給付の関係,医療費の総額や保険料を決定する政治的な意志決定がかなり複雑である.保険料のみを中心的な財源とするヨーロッパ諸国では,事態は比較的単純である.まず年金保障の場合には,保険料の所得分配効果と世代間の公平性という観点だけで議論が進む.また,医療保障をめぐる政治的な意志決定は,健康な人々と患者との間の適正な負担の組み合わせだけを議論すればよい.また税金のみを主たる財源とする国々でも,税負担の公平性のみを議論すればよいから問題は単純である.

税であろうと保険料であろうと結果的には国民が負担することには変わらな

いのだが，税の課税ベースと社会保険料の賦課ベースとはかなり異なるので，税と保険料とを合わせた全体としての，個人や世帯の負担がどのようになっているのかは，非常にわかりにくい．公的年金のための負担にせよ，医療のための負担にせよ，世代間の負担の公平性を考えることがきわめて重要であるが，同一世代内での負担が，どのようになっているのかさえわかりにくいのであるから，問題はきわめて複雑になる．

（4） 日本の社会保障の政治的意志決定過程

　このことが，こういった社会保障費の負担のあり方をめぐる，政治的意志決定も，きわめて複雑なものにしている．たとえば，2003年度に議論となった年金制度の改革を例にとって，これを説明しよう．公的年金制度の改革は重要な課題であるが，これは厚生労働省の所管となっているために，まずここが，社会保障審議会などでの有識者の意見を聴取して改正案を作成する．

　ここで考えられた案のもっとも大きな論点は，国民年金の未納者の割合が急増し，40％程度になったことを踏まえて，いわゆる基礎年金に対する国庫負担の割合をそれまでの3分の1から2分の1に引き上げたいと考えたと推測できる．しかしこの点は，一般会計の財政を所管する財務省や最終的な意志決定の場である国会の意向を反映しなければならないので，この点を不明確にしたまま，改正案が作成された．

　もちろんこの時点で，事前に折衝を行い改革のスタートの根本を明確にしてから，細部の改革案を定めることは，原則的には可能であった．しかし多額の赤字を抱える一般会計財政下では，この税財源は，たとえば消費税などの新たな財源を考えないと確保できる見通しがないために，政治的な意志決定も先送りにされた．

　そして厚生労働省の改革案が，高齢者の平均的な給付額を一般勤労者の50％程度に維持し，保険料率を，将来も収入の20％を上回らないようにするという案が示された後，この20％上限をめぐって，各種団体の意見調整が行われた．ここで特に事業主負担を行う経営者の団体が，これが高すぎると反発し，18％

程度に抑制するという形での決着が図られ，最終的に国会に委ねられることになった．

さて以上の政治的決定の過程自体の是非はいまおくことにして，問題なのは，高齢者の給付と若年者の負担の関係が，保険料のみに関して議論されたことである．税財源として考えられるのは，多くの政治家がほのめかしている近い将来の消費税と高齢者の年金所得控除の削減などであり，税体系も，今後複雑な変化が予想される．そして結果として，保険料も含めて，どの程度高齢者の負担増，給付減となり，若年者の負担増，給付減が生じるのかが，きわめて不透明なままで制度が変更されることになるという問題が生じることになった．

同様の複雑きわまりない変更は，2003年度に行われた医療保険制度の改革に関しても見られる．このさいは，被用者保険の本人の一部負担が従来の2割負担から3割に引き上げられることになったが，この改正の背後には次のような事情があった．まず改革論に先立って，巨額の赤字を抱える国家財政の追加的な負担を避けることが大命題となったために，税の投入を拡大できず，保険料の引き上げ，患者負担の引き上げ，医療費の抑制のどれをとるかという選択が出発点となった．小泉内閣は，これについて「三方一両損」という決定を下し，まず診療報酬の改定を通して医療費を抑制すること，ボーナスも保険料算定の基礎とすることによる保険料の引き上げ，さらに患者負担の引き上げという3つの政策の組み合わせを選んだのである．

しかしながら，この患者負担の引き上げは，かなり大きな重荷となって家計を直撃することが予想される．国民医療費約30兆円のうち，現状では約15％の4.5兆円が患者の直接的な家計負担であるが，厚生労働省の予測によると，負担増後は約1.5兆円増の6兆円程度になると予測されているからである．

上記の「三方一両損」という小泉首相の裁定には，与党議員からも批判の声があがった．すなわち税財源の拡大幅をあらかじめ一定限度に抑えるという決定が，それまでの改革とは様相を異にしたからである．

いずれにせよ，日本の社会保障は，ここで述べなかった介護保険も含めて，税と社会保険料という2つの異なる種類の財源に負っているために，その負担

第2節　社会保険の経済分析

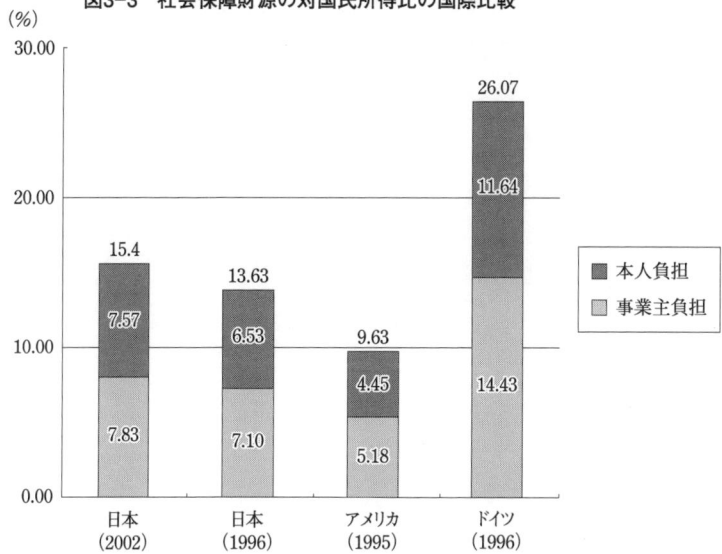

図3-3　社会保障財源の対国民所得比の国際比較

(%)

国	事業主負担	本人負担	合計
日本(2002)	7.83	7.57	15.4
日本(1996)	7.10	6.53	13.63
アメリカ(1995)	5.18	4.45	9.63
ドイツ(1996)	14.43	11.64	26.07

出典：国立社会保障・人口問題研究所「平成14年度社会保障給付費」．日本の国民所得及び国内総生産については，内閣府経済社会総合研究所「平成16年度版国民経済計算年報」による．アメリカ・ドイツについては，National Account of OECD countries: Main Aggregates, volume 1, OECD2004による．

の構造が，国民の目に見えにくく，どのような規模が，また人々によるどのような負担構成が，望ましいかについての議論を進めることがきわめて難しくなっている．

(5) 社会保障の事業主負担

さらに，社会保障費の負担の現状や改革案のわかりにくさに拍車をかけているのは，社会保障負担における企業事業主の役割である．ただし，この点は日本固有の問題ではない．図3-3には，社会保険料のうち，事業主がどの程度を負担しているのかについての国際比較を示した．ただし，間接的には，企業はこれ以外にも法人所得税の支払いという形で，社会保障費を負担している．この額をとらえることは難しいので，社会保険料のみに関しての国際比較である．

第3章　医療保険の経済理論

　先に述べたように，ドイツ・フランスなどの大陸ヨーロッパ諸国は，社会保障財源を主に社会保険制度で運営しているので，本人負担を加えた総額の負担額がかなり高い．スウェーデンは，そもそも全体としての社会保障負担額が高いので，これに次いで高い．しかし，アメリカを除けば，いずれの国々もかなりの部分を事業主が負担していることがわかる．

　この理由は，そもそも社会保障が，企業による従業員の福利厚生として発展してきたという歴史的な経緯による．先に示したように，現在でも，社会保障の国際比較を担っている国際機関がILOであることからも想像できよう．ただし厄介なのは，結局のところこれを負担している最終的な主体は誰なのかという問題が明らかでないという点である．経済理論では，この問題についての考え方として，次のような理論を示している．

　可能性としては，次の3つのいずれかである．1つは，こういった事業主負担は，結局その企業の売っている生産物やサービスの価格に転嫁されているのだから，製品価格の上昇という経路を通して，消費者が負担しているという可能性であり，第二の可能性は，その分，企業利潤が減少しているのだから，株主や経営者の取り分が減っているという見方である．

　しかしもっとも可能性の高いのは，従業員が本来受け取る現金給与がその分減少しているという見方である．ここでの社会保障のための負担は，従業員の利益のためになるものであるから，もしこれを企業が負担しなければ，その分だけ従業員が余分に給与を受け取って，従業員がそれを社会保障負担として支払っているであろうという見方である．

　この3つの可能性のうちどれが正しいかは，厳密には，当該企業の生産物市場の競争や独占度，労使の力関係，株主と経営者との関係などの違いによって変わってくる．これらが数量的にどのような影響を与えているのかに関する研究は，いまのところ皆無に近く，厳密なところはわからないというしかない．

　しかし，もし事業主負担を全廃して，その分従業員に負担させるということにすれば，短期的には結局生産物の価格や利潤には影響を与えず，負担の現状がどのようなものになっているかは，よりわかりやすく透明なものになるはず

第 2 節　社会保険の経済分析

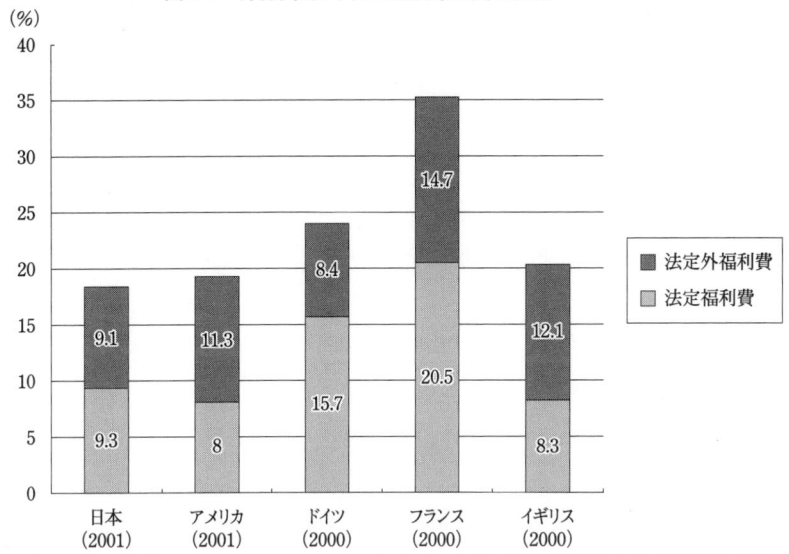

図3-4　労働費用に占める福利厚生費の割合

(%)

国	法定福利費	法定外福利費
日本 (2001)	9.3	9.1
アメリカ (2001)	8	11.3
ドイツ (2000)	15.7	8.4
フランス (2000)	20.5	14.7
イギリス (2000)	8.3	12.1

出典：Eurostat「Labour Cost 1988－1999」．日本：厚生労働省「就労条件総合調査」等．
アメリカ：労働省労働統計局．厚生労働省「海外情勢報告2003～2004年」より引用．

である（厳密には，こういった事業主負担は，法人企業にとって「経費」「損金」として認められているので，これを個人負担とすれば，その企業の法人所得税と従業員の個人所得税とが上昇する．これは自営業主にとって有利に働くことを意味する）．

　ただし，以上は経済学的な考察であり，政治学的には少し様子が異なることにも注意する必要がある．もし事業主負担を廃止すれば，社会保障負担に関する経営者の発言力は低下する可能性がある．少し論点がずれるが，この問題は，企業の国際競争力という観点からも議論と関連して興味深い．

　ある日本の自動車産業の経営者が，企業の社会保障負担が増すと，日本の自動車産業の国際競争力を低下させるという発言をしたことがある．しかしこの発言は，経済学的には奇異な発言である．図3-4の事業主負担割合の違いは，すべての産業の平均であるが，仮にこれが5つの国の自動車産業の製品価格の違いに反映していると仮定してみよう．

確かにこの棒グラフの高さの違いは，それぞれの国の自動車生産のコストに反映する．

しかし実際には，コストにより大きな影響をもたらしているのは，賃金水準であって，「社会保障」の充実を求めるかどうかどうかは，従業員個人の選択のはずである．従業員自身がどちらを望んでいるのか明らかでない以上，上記の発言は，妥当性に欠けるのである．

特に図から明らかなように，社会保障の充実が企業負担を増すというのであれば，ドイツやフランスの企業がその被害をもっとも多く被っているという事実も指摘しておくべきであろう．

それにしても，どの国々でも，労働費用に占める福利厚生費の割合はかなり高いが，同じ図3-4に示したように，法定福利費と法定外福利費の割合にかなりの違いがあることも興味深い．この違いは，国全体で，法で定めて，年金保険料や医療保険料の企業（事業主）負担を強制する場合，法定福利費といい，事業主と労働組合などの協議の上，企業が任意的に福利厚生費を負担するものを法定外福利費という．

アメリカは，法定外福利費の占める割合がもっとも大きい国である．アメリカは何事に関しても国家の介入を嫌う国であるので，この比率が大きくなっているが，法定であろうと法定外であろうと，この負担額は，法人の経費とみなされ，他方で，一定額までは従業員の所得ともみなされないため，本来徴収できる税を回避しているという経済学者による批判もある．

第3節　高齢化と医療保険

1　高齢化と所得分配

前節に述べたように，社会保障は歴史的に見た場合，勤労者の権利を保護するという目的から出発したために，高齢化の進展した国々では，企業が直接関

わりを持たなくなった退職後の高齢者の保護という観点からは，その果たすべき役割の位置づけが曖昧になってきている．高齢化の進んだ国々では，とりわけ世代間の適切な所得分配のあり方という課題がクローズアップされるようになっており，これについての検討なしには，社会保障を論じられなくなっている．

しかし，こういった所得の再分配問題というのは，直接的な利害の対立を招く課題であるだけに，社会的な解決がきわめて難しい．経済が一定の成長を遂げている時期には，増加するパイを老若でどのように分配すればよいかという問題になり，いずれの世代にとっても，増加を前提として問題の解決を図ればよかったが，たとえばゼロ成長やマイナス成長かでは，一方の所得を低下させることなしには，他方の所得を増すことができないのであるから，それだけ利害の対立が鮮明になる．

分配問題の解決は，税制や社会保障制度の変更を通して主に行われるので，以上の困難に加えて，さらに次のような厄介なことが加わる．制度の変更は，いったん変更を加えれば，頻繁に改定を加えることが望ましくないので，単純に現在の若年者と高齢者との間の問題と考えることができず，将来の若年者と高齢者との間の関係にも配慮しなければならない．人々は，年金制度や医療制度が一定期間，同じ制度であることを前提として，自らの貯蓄・消費計画などを考えるからである．制度を頻繁に変えると，人々は政府に対する信頼感を失い，制度の改革そのものが困難となるからである．

とはいえ，もちろん議論の出発点は高齢者の生活や所得の実態である．以下では，社会保障による給付の水準やその過去からの推移を見てみよう．図3-5では，高齢者に関わる社会保障給付の推移を示している．総額での伸びもさることながら，高齢者1人当たりで見ても，1人当たり国民所得の伸びをはるかに上回っている．高齢者数が増加しているのであるから，総額としての高齢者のための給付が増加するのは当然としても，高齢者1人当たりで見てもかなりの勢いで増加したということは，相当額の世代間の再分配が行われてきたことを意味する．

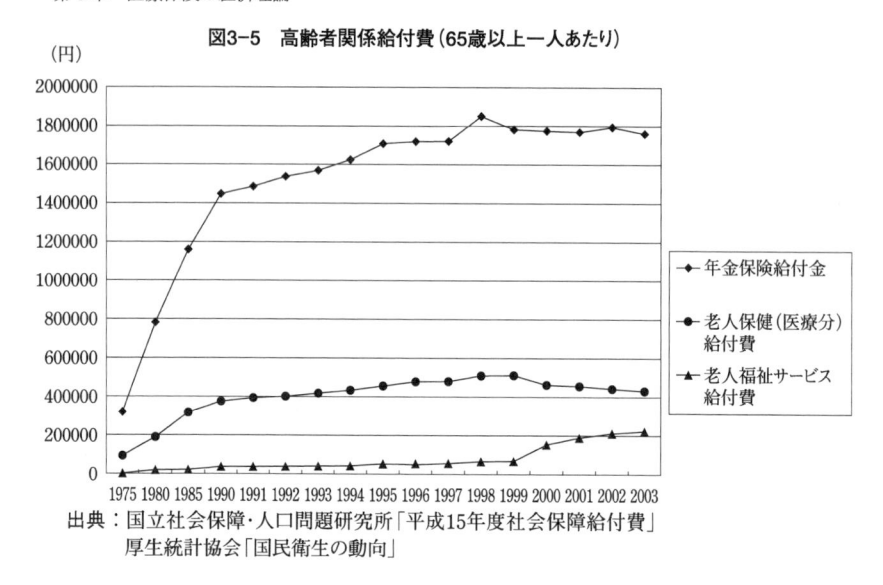

図3-5 高齢者関係給付費(65歳以上一人あたり)

出典:国立社会保障・人口問題研究所「平成15年度社会保障給付費」
厚生統計協会「国民衛生の動向」

　にもかかわらず，高齢者の間には社会保障に対する不安感が少なくない．そのもっとも大きな理由は，現状が，人々の所得・消費や資産で見た貧富の格差が年齢とともに拡大していくという現実を踏まえたものになっていないからであると思われる．さらに，これらの金銭的な格差だけでなく，健康や身体能力も，その格差が年齢とともに拡大するという現実も重要である．高齢者世帯の年間所得の分布は図3-6のようになっており，年収の平均319.5万円であるが，100～200万円の世帯が約25％を占め，すべての年齢階層と比べて所得格差が大きいことがわかる．また図3-7に示すように，貯蓄額に関しても，世帯主が65歳以上の世帯の平均が2,739万円に達しているものの，1,000万円以下の貯蓄額の世帯がやはり約4分の1を占める．

　ただ，高齢者の生活実態を知るためには，このような分類での比較は的確にその実態を見たことにはならない．とりわけ重要なのは，単身で世帯を営む高齢者や，高齢者のみの夫婦の世帯の生活を営むものの多くがかなり苦しい生活を強いられているという点である．これと表裏一体となっている現象として，3世代世帯の減少がある．

第3節 高齢化と医療保険

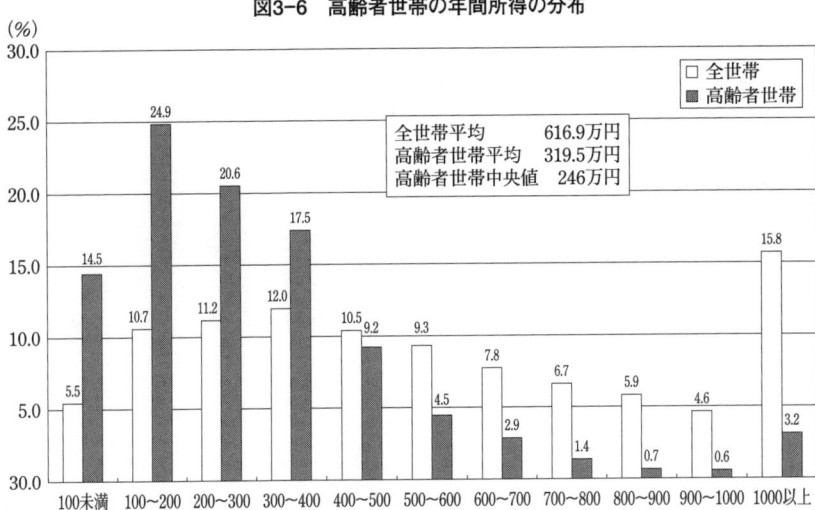

図3-6 高齢者世帯の年間所得の分布

全世帯平均　　　　　616.9万円
高齢者世帯平均　　　319.5万円
高齢者世帯中央値　　246万円

所得区分（万円）	全世帯(%)	高齢者世帯(%)
100未満	5.5	14.5
100～200	10.7	24.9
200～300	11.2	20.6
300～400	12.0	17.5
400～500	10.5	9.2
500～600	9.3	4.5
600～700	7.8	2.9
700～800	6.7	1.4
800～900	5.9	0.7
900～1000	4.6	0.6
1000以上	15.8	3.2

出典：厚生労働省「国民生活基礎調査」平成13年
注：高齢者世帯とは，65歳以上の者のみで構成するか，またはこれに18歳未満の未婚の者が加わった世帯をいう．

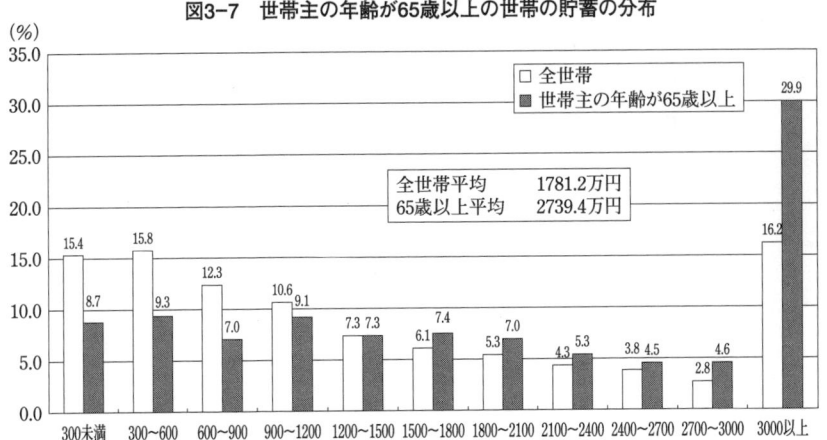

図3-7　世帯主の年齢が65歳以上の世帯の貯蓄の分布

全世帯平均　　　　1781.2万円
65歳以上平均　　　2739.4万円

貯蓄区分（万円）	全世帯(%)	65歳以上(%)
300未満	15.4	8.7
300～600	15.8	9.3
600～900	12.3	7.0
900～1200	10.6	9.1
1200～1500	7.3	7.3
1500～1800	6.1	7.4
1800～2100	5.3	7.0
2100～2400	4.3	5.3
2400～2700	3.8	4.5
2700～3000	2.8	4.6
3000以上	16.2	29.9

出典：総務省「貯蓄動向調査」（平成12年）
注1：単身世帯は対象外
注2：郵便局・銀行・その他金融機関への預貯金，生命保険・積立型損害保険の掛金，株式・債券・投資信託・金銭信託等の有価証券といった金融機関への貯蓄と，社内預金，勤め先の共済組合などの金融機関外への貯蓄の合計．

第3章 医療保険の経済理論

　まず，1人暮らし高齢者数の増加は，近年特に著しく，1980年には，約300万人，男性の4.3%，女性の11.2%であったのが，2000年には，総数で10倍の約300万人に達し，女性の約18%，男性の約8%が1人暮らしとなっている．さらに国立社会保障・人口問題研究所の予測では，2015年には5,000万人，女性のみをとると，女性高齢者全体の20%近くに達するものと見られている．他方で，高齢者が3世代世帯に属している割合は，急速に減少し，1980年には50.1%であったのが，2000年には26.5%になった．

　このような実態から見ると，今後の高齢者の社会保障のあり方は，家族の類型に注目したものでなければならないことは明らかであり，さらに，これがとりわけ「女性問題」となっているという点にも注目する必要があろう．

　これに対応して，世代間の再分配のあり方についても，「家族の相互扶助機能」の変化に注目して議論する必要がある．以下ではこの家族のあり方の変化という社会学的な要因と，贈与，遺産などに関する家族内での所得再分配との関連について述べよう．

　1人暮らし老人の激増および3世代世帯の減少には，さまざまな要因が作用している．第一には，所得水準の上昇があげられる．嫁と姑との人間関係の煩わしさなどから解放されるためには，核家族化は必然であり，所得の上昇がこれを容易にしたことは否定できない．第二に，都市化や就業構造の変化があげられる．農村部には少ない雇用機会を求めて次第に都市部に集中し，残された高齢者が単独ないし夫婦のみの世帯を営むことを余儀なくされた．以上の変化は，過去50年あまりの間にゆっくり変化した現象であるが，合わせて近年は，都市部の住宅事情や都市部内部でも親子の居住分離が進んでいる．

　こういった現象は，必然的に1人あたりの住居費や食費などの基本的な生活費を増加させるし，介護のニーズの拡大にも大きな影響を与えている．医療需要でさえもこの影響を受けている．1人暮らし高齢者と3世代世帯を営む高齢者とでは，症状などの他の条件が同じでもかなり異なるという研究報告もある．

　こういった変化は，人々の社会保障ニーズを満たすさいの公平性の概念の新たな構築を求めているが，これは介護ニーズの認定だけでなく，世代間の所得

の分配問題を一層複雑にしている．それは家族内での生前贈与と遺産のあり方に大きな変化をもたらしているからである．家族内での贈与や遺産相続には，行政や政策が関わるべきでないというのは，あまりにも単純な見方であり，マクロ経済にも大きな影響をもたらしていると考えるべきである．

　社会保障の充実にもかかわらず，生活の苦しい高齢者世帯が増加する一方で，「平均的には」資産を有する高齢者が増えてきていることも事実である．総務省『貯蓄動向調査』によると，単純な平均値で見れば，2000年現在，世帯主の年齢が65歳以上の世帯の平均金融資産保有高は，2,739万円にも達しており，さらに総務省『全国消費実態調査』1999（平成11）年によれば，住宅・宅地資産の高齢者夫婦世帯の平均保有高は4,250万円に達している．これらが資産として蓄えられ，消費に結びつかないことも，マクロ経済の停滞の原因であるといわれることも多い．平均で見る限り，いかに長寿化した現在でも，これは老後の生活費をまかなうための蓄えとしては，若年者のそれと比べて十分な額である．

　したがって，これらのうちの相当額が，親から子への遺産として譲り渡されることになる．このこと自体は，日本が豊かになったことの証しであり，決して悲しむべきことではないが，こういった親からの贈与の期待によって，子の自立心が薄れていき，これが経済活力の低下につながっていないかどうかも検討の余地がある．近年は若年者の失業も次第に深刻になりつつある．とりわけフルタイムでの就業が困難で，いわゆるフリーターとなっているものも少なくない．経済学的には，これは政策的に配慮しなければならないことに違いないが，それでもなお，より深層のところでは，次のような推測も成り立つのである．すなわち親からのさまざまな形での援助が，「石にかじりついてでも職に就く」といった意識を薄れさせているという意味である．かつては，親は十分な資産を持ち合わせていなかったので，たとえば結婚資金も贈与する余裕のない親が大半であった．

　このように考えると，社会的には，相続税を強化して，これを財源として社会保障を充実するというのも，経済活力の維持のためには，一つの方法である

第3章　医療保険の経済理論

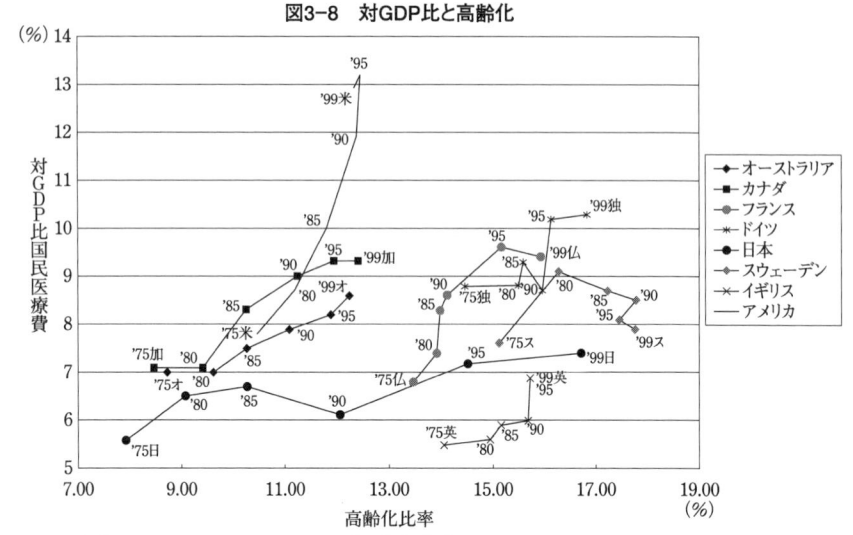

図3-8　対GDP比と高齢化

出典：OECD *Health Data* 2002 より筆者作成.

と考えることもできる．

2　医療と経済の関連

　主要先進諸国の医療費の規模を比較するさい，国民医療費の対GDP比でとることが通例となっている．世界中で，近年のこの比率のもっとも大きな国は，アメリカ合衆国であり，年によって若干の変動があるが，ほぼ14％程度である．またドイツ，フランスなどの国々では9％程度であり，日本は約7％程度である（図3-8）．

　日本について考える前に，このGDP比で見た国民医療費の規模のもっとも大きな国であるアメリカの状況を考えてみよう．GDP比が14％程度であるということは，医療部門のもたらす付加価値が14％を占めるということを意味するが，考えてもみればこれは驚くべき値である．この値は狭い意味での医療部門だけでなく，医薬品産業や医療関連の情報技術を売る会社の付加価値も含んでいるのであるが，それにしてもかなりの規模である．別の角度からみると，

第3節　高齢化と医療保険

アメリカではすべての産業に従事して働いている人々の15％程度が医療部門および医療関連部門で働いている．

　この現実から，次のような推論が成り立つ．それは，生産にはあまり寄与しないと思われる医療部門が，これくらいに肥大化しても，決して経済全体が低迷することはないという推論である．そしてこういった現実を見て，さらに次のような推論がなされても不思議なことではない．すなわち，医療は，そのすべてではないが，かなりの部分が命を大きく左右するサービスを提供しているのであるから，どんどんその規模を拡大することが国民の幸せにつながるという主張である．

　しかしながら話はそれほど単純ではない．このように規模の大きいアメリカはいうまでもなく，ヨーロッパ諸国，日本を初めとするアジア諸国，いずれをとってみても，政府や保険者は医療費を抑制しようと懸命の努力をしている．なぜなのだろうか？　その理由として，少なくとも次の2つの要因を指摘しておく必要がある．

　第一に，医療費の財源が，一般的な財・サービスと違って，かなりの部分を公的支出に負っているという点である．市場を通じて購入される財・サービスはその利益を享受する人々が直接的にその対価を支払うのに対して，医療というサービスはそうではない場合が圧倒的に多い．アメリカでは，高齢者と低所得者以外については，民間保険などをその主たる財源とすることが多いが，その場合でも，保険加入という行動によって，実際のサービスを受ける時点では，その対価は一部分しか支払われない．したがって，どうしても経済的な意味でサービスが有効に提供されているかについて疑問が湧き，抑制する余地はないかという関心が高まる．

　第二に，どのような経済部門であっても，そこに経済的な意味での「効率性」が達成されているかを判断すべきことは，経済学が懸命に強調してきたことである．たとえば1つの部門で，ある種の独占的な状況があれば，そこでどれだけの付加価値が発生していても，長期的に見て，その部門の将来の発展はないというのが，ほぼ間違いがない経験則である．

政府部門は，必然的に独占的にならざるを得ず，それゆえにさまざまな非効率性が生じることは，社会主義国の経験が教えるところである．しかしこれは政府部門のみに限らない．この点は最近までの日本の郵政事業，道路供給事業などを見れば容易に想像がつくが，あらゆる部門で，競争がないために生じる弊害は数知れず，それによって技術進歩が遅れることになることや，そこに不当な利益が発生したりする．

したがって，たとえ医療部門が生命に密接に関連する産業だといっても，やはり不断に「より効率的な」運営がなされているかを監視する必要がある．ただし，ここで述べている「効率性」の意味は，日常用語で使われる効率性とはすこし違う意味であることには注意しておきたい．ともあれ，特に高齢化の進んだ主要先進諸国では，医療や福祉部門は，産業として考えても，そのマクロ的位置づけはきわめて重要になりつつある．とりわけ遺伝子工学の発展にともなう医療技術の進歩が著しい現在，多くの国々が，この分野を産業政策として重視しており，この問題を「医療経済学」の一分野として位置づけることも意義のあることである．

参考文献

Arrow KJ (1963) "Uncertainty and the Welfare Economics of Medical Care," *American Economic Review*. 53: 941-973.

Folland S, Goddman AC, Stano M (2003) *The Economics of Health and Health Care*. Pearson, Prentice-Hall.

McPake B, Kumaranayake L, Normand C (2002) *Health Economics : An International Perspective*. Routledge.

西村周三 (2000)『保険と年金の経済学』名古屋大学出版会．
広井良典 (1998)『日本の社会保障』岩波書店．

第4章 マクロ経済と医療費用保障
——「国民負担率」をめぐる論点

田 中 滋

第1節 国民負担率：数値の把握

　わが国の医療費の大部分は，保険診療も公費医療も，いわゆる「国民負担率」に計上される税・社会保障負担を原資としている[1]．

　本章の目的は，この「国民負担率」の意味について考えるための材料を提供することにある．国民負担率をめぐる議論は古くて新しい．「古い」と表す理由は，1981年の臨調の頃から，「経済活力維持のために国民負担率に上限を設ける」という目標が，客観的な分析・検討を十分に伴わずに当然視されてきたからである．「新しい」理由は，この議論が21世紀日本の経済・社会にかかわる根本的な選択を問いかけるテーマだからである．

　国民負担率は，財務省の示す統計では「租税負担と社会保障負担合計額の国民所得に対する割合」を指して用いられている．ただし，これはもっぱらわが国で使われる比率である．OECD（Organization For Economic Development：経済協力開発機構）などの統計においては，「租税負担と社会保障負担合計額のGDP（国内総生産）に対する割合」の方が一般的と思われる[2]．

　差当たり日本政府の定義に従うことにして，まずは大体の数値を把握しておこう．財務省によれば2003年度の国民負担率は36.1％と推測されている[3]．国民負担率は1990年度にもっとも高い38.8％を記録した後，1992年度に36％台に低下して以来，ほぼ同じような水準で推移し，10年以上にわたって上昇傾向は見られない（図4-1）．同じく財務省発表の国際比較データを見ると（図4-2および図4-3），アメリカ合衆国の35.9％が低い方の代表であるのに対し，

第4章　マクロ経済と医療費用保障

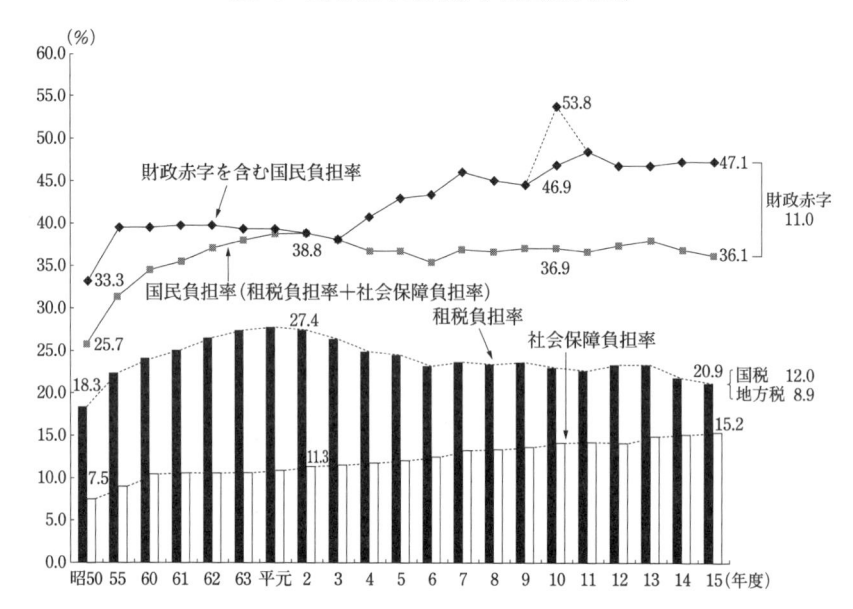

図4-1　国民負担率と財政赤字（対国民所得比）

注1　平成13年度までは実績、平成14年度は実績見込み、平成15年度は当初見込みである。
　2　平成10年度の財政赤字を含む国民負担率は、財政赤字のうち国鉄長期債務及び国有林野累積債務の一般会計承継に係る分を除いたベースが46.9％、これを含むベースが53.8％である。
　3　平成2年度以降は93SNAに基づく計数であり、平成元年度以前は68SNAに基づく計数である。ただし、租税負担の計数は租税収入ベースであり、SNAベースとは異なる。
出典：財務省　http://www.mof.go.jp/jouhou/syuzei/siryou/019.htm

イギリス51.2％，ドイツ57.2％，フランス64.8％と，日本より15％ポイントから30％ポイントほど高かった．また税社会保障負担が大きいことで知られる北欧は，もっとも低いノルウェーでも56.0％，それ以外はフィンランド66.6％，デンマーク73.9％，スウェーデン76.5％と大変高い値が示されている[4]．

他方，近年では分子に財政赤字を加えた数値を潜在的国民負担率と呼ぶ場合がある．日本の潜在国民負担率は，1990年度の38.8％（つまり財政赤字がほとんどゼロだった）から1999年度まで増加が続いた．その後はわずかに低下し，2003年度には上記の36.1％より11％ポイント高い47.1％となっている．他の国々では国民負担率と潜在的国民負担率の差は小さく，2％ポイント程度にと

第 2 節　問題提起

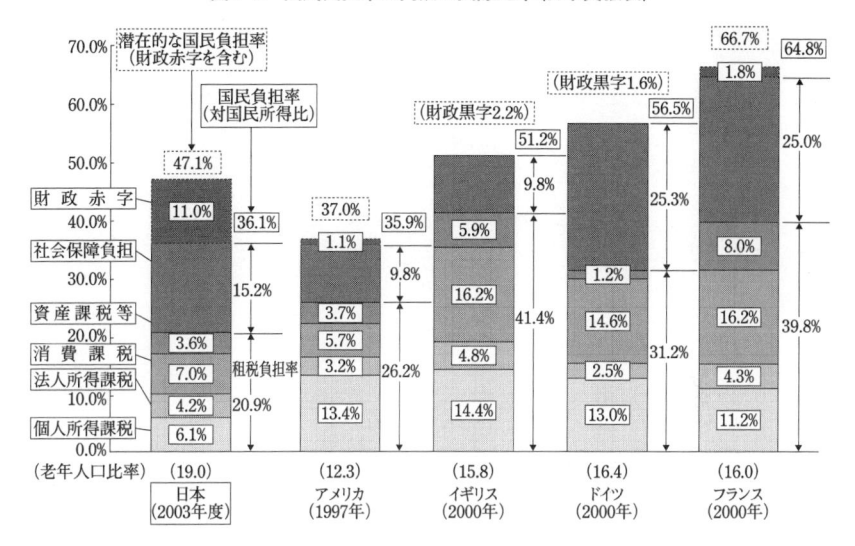

図4-2　国民負担率の内訳の国際比率（日米英独仏）

項目	日本(2003年度)	アメリカ(1997年)	イギリス(2000年)	ドイツ(2000年)	フランス(2000年)
潜在的な国民負担率（財政赤字を含む）	47.1%	37.0%	(財政黒字2.2%) 51.2%	(財政黒字1.6%) 56.5%	66.7%
国民負担率（対国民所得比）	36.1%	35.9%	—	—	64.8%
財政赤字	11.0%	1.1%	—	—	1.8%
社会保障負担	15.2%	9.8%	5.9%	9.8%	25.0%
資産課税等	3.6%	3.7%	16.2%	25.3%	8.0%
消費課税	7.0%	5.7%	4.8%	14.6%	16.2%
法人所得課税	4.2%	3.2%	14.4%	2.5%	4.3%
個人所得課税	6.1%	13.4%	—	13.0%	11.2%
租税負担率	20.9%	26.2%	41.4%	31.2%	39.8%
（老年人口比率）	(19.0)	(12.3)	(15.8)	(16.4)	(16.0)

注1　日本は15年度予算ベース、日本以外は、"OECD Revenue Statistics 1965-2001" 及び "OECD National Accounts" による。
 2　租税負担率は国税及び地方税合計の数値である。また所得課税には資産性所得に対する課税を含む。
 3　財政赤字については、日本及びアメリカは一般政府から社会保障基金を除いたベース、その他の国は一般政府ベースによる。
 4　老年人口比率については、日本は2003年の推計値（国立社会保障・人口問題研究所「日本の将来推計人口」（平成14年1月推計）による）、その他の国は2000年の数値（国連推移による）に基づく。

出典：財務省 http://www.mof.go.jp/jouhou/syuzei/siryou/020.htm

どまる[5]．

第 2 節　問題提起

　以上，およその数値を眺めてきたが，実は「国民負担率」とは，学術上も国際的にも確定した概念ではなく，その高低が示す意味も一通りではない．問題は，そうしたあいまいさが理解されないまま，①「個人ないし家計の稼得から強制的に徴収される割合」を指すかのような解釈がなされるケース，②常に「負担率が低い方が経済に活力があり，反対に値が高ければ必ず人々の生活が

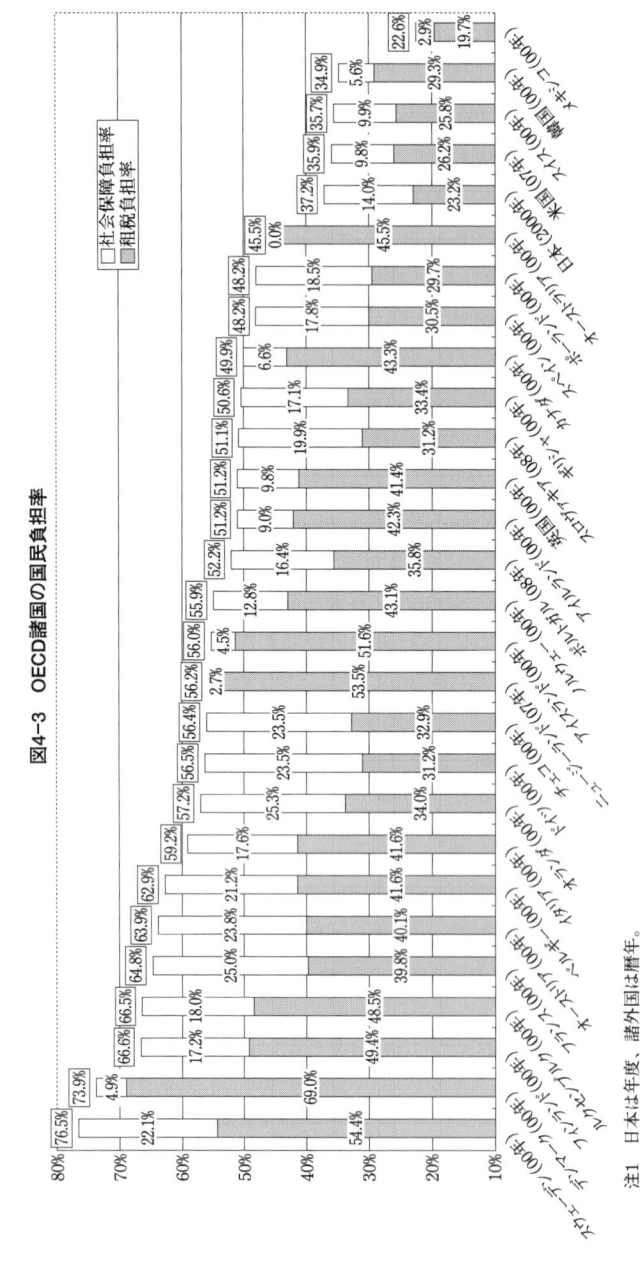

第4章　マクロ経済と医療費用保障

図4-3　OECD諸国の国民負担率

注1　日本は年度、諸外国は暦年。
　2　国民負担率は、租税負担率と社会保障負担率の合計。

出典：平成12年度国民経済計算確報（内閣府）、「租税及び印紙収入予算の説明」
諸外国：National Accounts (OECD)　Revenue Statistics (OECD)
出典：財務省 http://www.mof.go.jp/jouhou/syuzci/siryou/238.htm

苦しくなる」かのごとく論じられるケース，③本来は別な軸である政府規制の強弱を国民負担率の大小と重ねて論じられるケースなどが見られる点である．

とは言え，われわれはつい簡単に「税金と社会保障負担は少ないほどよい」と感じがちである．しかしよく考えてみると，それでは物事の片面しか見ていないことに気付く．物事の両面を捉えれば，「負担が不当に重い水準かどうかは，負担の見返りに住民が利用できる公的サービスや社会保障の給付水準と合わせて見なければ判断できない」が正しい評価となるだろう．ちなみに，日本の社会保障給付率の対 GDP 比が，2001年に16.2％と，（データの年次は違うが）年齢構成が日本よりはるかに若い米国に近い値にとどまり，ドイツより15ポイント低く，既に高齢化率ではわが国の方が高くなったスウェーデンの半分以下であった（図 4-4）[6]．

たしかに，政府活動の効率性や有効性は厳しく監視されなくてはならない．また政府による規制も，時代の価値観や技術進歩に応じて不断の見直しが必要である．しかし，そもそも市場的な資源配分による効率だけを追求出来ないがゆえに政府に負託された役割も多い．公共財と価値財[7]の供給，独占禁止法など市場基盤の整備，分配の公正の確保は，健全な社会を保つために政府に期待される根本的な役割に他ならない．したがって，高齢者増と少子化への対応，あるいは環境問題や国際貢献などに対して政府に責務を問うのなら，国民は税金や社会保険料を通じて，しかるべき負担を行うことが不可欠となる．つまり判断を下すべき対象は負担率の大小そのものではなく，政府に期待した公共サービスと負担の相対的関係，および公共サービス生産の効率性なのである．

そこで，負担率と給付率の高低により，4つのカテゴリに分けて考察してみよう．第一に，「税・社会保障負担が高く，公的サービスや社会保障給付水準が低い国」の政府は，近代社会では国民の支持を受け続けることはできない．アンシャンレジームのフランスや，英領植民地時代の北米のように，勤労する人々が一方的に負担をさせられ，その果実が支配階級や本国によって使われていた状態のあげく，高すぎる負担が労働意欲喪失どころか革命さえ招いてしまった事例をわれわれは知っている．他方，どの国でも戦時体制下では軍事費に

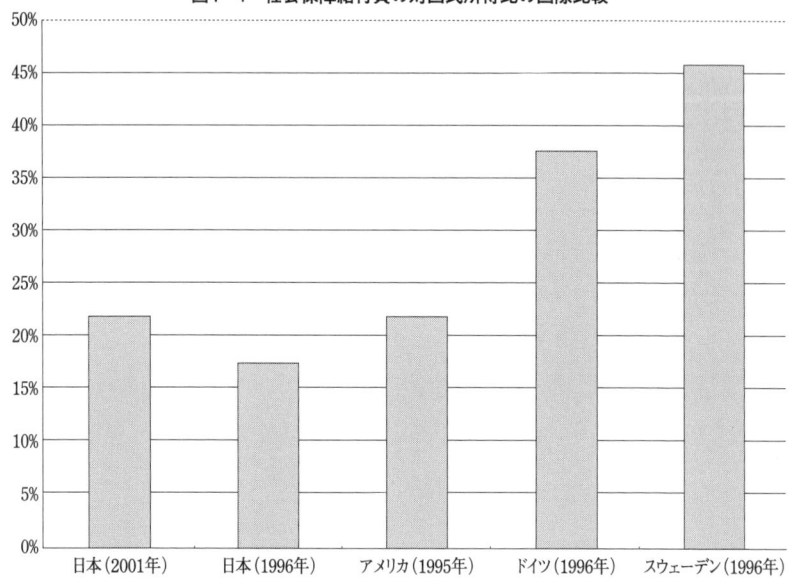

第4章 マクロ経済と医療費用保障

図4-4 社会保障給付費の対国民所得比の国際比較

	日本(2001年)	日本(1996年)	アメリカ(1995年)	ドイツ(1996年)	スウェーデン(1996年)
対国民所得比	22.00%	17.37%	17.99%	37.68%	45.87%
対国内総生産費	16.20%	13.07%	14.49%	28.21%	33.21%

資料：日本の国民所得及び国内総生産については、内閣府経済社会総合研究所「平成15年版国民経済計算年報」による（以下同じ）。
アメリカ、ドイツ及びスウェーデンの国民所得及び国内総生産については、National Accounts of OECD countries, volume2, OECD, 2002による（以下同じ）。

出典：国立社会保障・人口問題研究所　http://www.ipss.go.jp/Japanese/kyuhuhi-hl3/5/No5.html

国内生産の多くがあてられるために,「高負担低福祉」が発生しうるが,これとて通常は長期の継続は難しい．ゆえに,長期に続けるためにしばしば専制・恐怖政治とセットになっているのではなかろうか．

逆のパターンである「税・社会保障負担が低く,公的サービスや社会保障給付水準が高い国」は,言うまでもなく石油資源が無尽蔵か,あるいは他国から略奪でもしないかぎり存続しえない．

以上の2つは論外だとすると,近代社会でありえるパターンは,「高負担・

高福祉」志向か「低負担・低福祉」志向に分けられる[8]。

第3節　負担率と経済活力

1　負担率の高い国は経済活力が低いか？

　よく言われるように,「負担率が高いと労働意欲が低下し,経済力に悪い影響がある」のだろうか？　負担率が他の先進国よりはるかに高い状態が20年以上続いている北欧の国際競争力を見てみよう．もし「高負担＝低活力」説が正しいなら,北欧は早くから経済力が落ちているはずである．

　ところが,OECDのデータを見ると,2002年の1人あたりGDP(購買力平価換算)は,日本の2万7,000ドルに比べ,ノルウェーは3万5,500ドル,デンマークは2万9,200ドル,スウェーデンは2万7,200ドルと,いずれも高い値が報告されている(図4-5)．この傾向は長く変わらず,各国とも世界20位以内(大半の年は10位以内)の豊かさを維持してきた．もう1つ,スイスのローザンヌにある経営大学院IMD (International Institute For Management Development) が毎年発表する国別国際競争力ランキング2002年版によれば,負担率が著しく低い日本は競争力が30位まで落下したのに対し,ノルウェーは17位,スウェーデンは11位,デンマークは6位,そしてフィンランドは2位と上位を占めた[9]。

　こうした高負担かつ高生産性の理由は,「税金は保育,教育,医療,介護などのサービスをわずかな自己負担で利用するための原資である」という意識に求められる．住民の間にこのような意識が強い場合には,勤労意欲への影響はさほど問題とはならないと思われる．もし高負担が必ず労働意欲低下に結びつくなら,20年以上にわたって世界の所得上位にランクされ続け,最近もフィンランドを筆頭に好調な北欧諸国の経済パフォーマンスは説明できない．

2　負担率の低い国は経済活力が高いか？

　社会保障の給付面については,「仏・独などで現実に観察されたように,失業給付が充実しすぎると就労インセンティブが減退し,特に若者があまり働かなくなる」との強い意見が存在する.たしかに,就労よりも失業給付を選択する生き方に経済合理性を与えるほど後者の金額が高ければ,そのような事態の発生確率が高まりうる.しかし,わが国の社会保障制度の中で失業給付はわずかな割合でしかなく,それとは社会保障給付のシェアが違う欧州の一部の事例をもって,「社会保障が手厚いと働かなくなるので日本でも抑制すべき」と結論することには論理の飛躍がある.失業給付の方式が引き起こす労働意欲問題は,社会保障全般の機能や思想にかかわる問いというよりは,制度設計上の技術的課題と考える方が的確と思われる.

　一般的に言って,低い国民負担率を目標とすると,医療・介護・教育などのニーズを充たす際に,国民負担率には現れない家計負担に財源がシフトしていく帰結が予想できる.負担率には表れない私的な寄附や慈善による社会的補完の習慣が弱ければ,特にその傾向は強まる.

　具体的には,利用者にサービス対価として支払わせる負担,たとえば患者と要介護者による自己負担（公的保険の一部負担を含む）や,学校での授業料・給食費などへの置き換えが進むだろう.低い国民負担率の下でサービスを提供するためには,先に触れたように,もともと日本は国際的に低い水準の社会保障給付率なので,利用者の負担を増やすしかないからである.その一方,国民負担率には税金と社会保険料,つまりは（広義の）政府部門に前もって強制的に徴収される負担だけが含まれ,たとえ否応なく払わされても,サービス利用時の自己負担は負担率の分子を計算する際,無視されてしまう.

　これをマクロ的に見れば,家計部門にとっては事前に徴収されるか,事後に払わされるかの入れ替わりにとどまるように見えるかもしれない.しかし,政府を通じた移転支出がサービス利用者の直接支払いに置き換えられると,所得階層や保有資産による価格弾力性の違いを通じ,主に経済的弱者の負担感が高

第3節　負担率と経済活力

図4-5　OECD諸国の1人当りGDP

OECD Member Countries	based on current exchange rates	based on current purchasing power parities
Canada	23,100	30,300
Mexico	6,300	9,200
United States	36,100	36,100
Australia	20,700	28,100
Japan	31,300	27,000
Korea	10,000	17,000
New Zealand	14,700	21,800
Austria	25,500	28,900
Belgium	23,700	27,700
Czech Republic	6,800	15,100
Denmark	32,100	29,200
Finland	25,300	26,500
France[2]	23,400	27,200
Germany	24,100	25,900
Greece	12,100	18,400
Hungary	6,400	13,900
Iceland	29,600	28,400
Ireland	31,100	32,600
Italy	20,400	25,600
Luxembourg	47,200	49,100
Netherlands	25,900	29,000
Norway	42,000	35,500
Poland	4,900	10,700
Portugal	11,700	18,400
Slovak Republic	4,500	12,300
Spain	16,200	22,400
Sweden	27,000	27,200
Switzerland[1]	37,400	30,500
Turkey[1]	2,600	6,400
United Kingdom	26,400	28,000
OECD-Total[3]	23,000	25,000
Major seven	30,100	30,700
OECD-Europe	18,300	21,900
EU15	22,600	26,000
Euro zone	21,600	25,600
OECD Member Countries	en utilisant les taux de change courants	en utilisant les parités de pouvoir d'achat courantes

Source: *National Accounts of OECD countries, Main aggregates, Volume 1*
注：(1) Countries still using SNA 68.
　　(2) Figures include Overseas Departments.
　　(3) OECD-Total includes 30 countries.
出典：http://www.oecd.org/dataoecd/48/5/2371372.pdf

まる結果をもたらすことを忘れてはならない．特に医療や介護については，原則として所得に応じて納める保険料とは異なり，利用時負担を高めると，もともと身体面ないし精神面にサポートを必要とする人に集中的に金銭負担が課せられる結果となるという大きな欠点を伴う．これを「サービス利用量の多寡による応益負担」と言い換える発想は，社会保障制度の機能を全く理解していない人のみが思いつく考え方である．

社会保障給付が抑制された場合，不足額の過半についてはたとえ家計が自助努力で対応するとしても，経済的に苦しい家計ではかえって公費財源の救貧制度への依存を強めてしまう可能性も否定できない．よって結局は負担率を財源とする支出の費目間の変更が生ずる可能性も想定される．これは，副産物として当事者の自立の抑圧を伴うきわめて悪いシナリオではなかろうか．

また，高齢少子社会を担う労働力を確保するためには，「勤労世代に属する人を家庭内に閉じこめない」工夫が重要な経済政策の一環であるはずなのに，低負担率政策をとると，高齢者や小児の看病や介護にあたっている勤労世代が勤め先を辞めるなど，機会費用を押し上げてしまうかもしれない．社会保障給付率が低い場合に起こりうる，家族が自ら看病・介護などを提供する労働分，また仕事をやめることによる機会費用は国民負担率に含まれないからである．

しかも，医療機関や社会福祉法人，その他の医療と介護サービス事業者がもつ規模と範囲の経済性や，経験をつんだ専門家・専門組織による生産性の高さ，および技術革新の活用機会が著しく減少してしまうというマイナスの副次効果も考えられる．

第4節　負担の公平

1　誰がどれだけ負担しているのか

国民負担率という言葉の響きからか，「国民負担率は将来5割を超えると予測される．だから，骨身を削って働いて得る収入の半分が税金や社会保障負担

などの公的負担で消えていく」,「月収の半分をとられたら働く気がしない」などの素朴なステートメントをしばしば目にする.あるいは「国民負担率が75％を超えるスウェーデンでは,収入の3/4も政府にとられている」と理解されたりしている.ここでは,このような解釈が間違っている理由を説明する.

　実際に,わが国における国民負担率と,勤労者の世帯収入あたりの税・社会保障負担率の推移（家計調査）を比較すると,マクロの国民負担率と勤労者が実際の収入から納める税・社会保険料負担率の間に大きな違いがあることを確認できる.すなわち,国民負担率が36～37％程度のわが国では平均的な勤労者の税・社会保険料は実収入の10パーセント台半ばである[10].

　組合管掌健康保険料・政府管掌健康保険料・厚生年金保険料など社会保険料はたしかに8割以上を勤労者と雇用主が負担している[11].しかし,税についてはそれ以外の負担者も存在する.代表的には,消費税は雇用主・被用者以外の購入者も必ず負担しなければならない.一般に間接税や資産課税は,法人・雇用主,個人・被用者,無職・引退者の区別によらず,いずれもが消費や資産の多寡に応じて負担している.

　つまり税制の変更により,税負担の配分は変わりうる.例えば資産課税・利子課税が強化されれば高齢世代の負担が増えると考えられる.年金給付に比例した医療保険料と介護保険料徴収も同様の効果を生む.誰が税・社会保険料を負担するかは一義的には定まらず,政策的な決定に左右されるのである.

　むしろ,議論すべき大切な問いは,マクロ経済上の国民負担率の値よりも,①働く世代の手元に経済成長の成果を何割残せるか,②医療給付が高齢者に偏りすぎていないか,③自己責任を伴う生活習慣病に対する予防管理と医療費保障をいかに工夫していくか,④少子化社会にもかかわらず児童への各種給付が少なすぎないか,⑤年金給付水準をどう考えるか等々であろう[12].

2　世代間の公平[13]

　賦課方式による世代間扶助に関しては,世代会計などを用いた問題提起が行われている.わが国の厚生年金給付額がこれからも勤労世代の所得と比較して

妥当かどうかは踏み込んだ検討がはじまった．しかし，現在の負担世代と受給世代では生活してきた時代の豊かさが異なるため，単に世代ごとの負担額と受給額の比較から「会計上の損得」を云々する見方には疑問が残る．

戦後復興期の貧しい頃の勤労者と豊かな時代の若者とを取り上げ，生涯合計で豊かな生活を享受できるのはどちらかは言うまでもないにもかかわらず，「前者は納めた保険料の少なさに比べ年金を多くもらえて得をした」のに対し，「後者は保険料と予想給付額を比べると損をする」と単純に比較して論じられるのだろうか．

図4-6と図4-7は，生まれ世代（コーホート）ごとに同一年齢期における実質年間消費額（SNAベース：System of National Account）およびその相対値を表したグラフである．1915年生まれのコーホートから1960年生まれのコーホートまで，5年おきに10のコーホート別データを示す[14]．

まず図4-6を見ると，第6コーホートと第1コーホートとの間でおよそ2.5倍程度の格差が見られる．また図4-7においては，第10コーホートと第6コーホートとの間では約2倍の格差がある．したがって，第10コーホートと第1コーホートとでは5倍以上消費水準に違いがあると読んでよいだろう．すなわち平均して言えば，1960年生まれの世代は，25歳から34歳の間に，1915年生まれの人に比べて5倍以上豊かな消費生活を享受していると見なせるのである．

このように現在の若者世代が過去の勤労者世代が築いたストックの恩恵を受けている事実を考慮しなければ，世代間の損得は正しく論じられない．負担と給付の問題を提起した1996年度経済白書においても，「現在の現役世代は経済復興の成果を享受していることなどから，単純に世代間における本人の負担した保険料総額と年金受給総額とを比較することは適切ではない」との指摘がなされている通りである．

またもし公的年金がない場合，高齢者の財産等からの収入が乏しければ，勤労世代の子や孫が自らの所得で扶養せざるを得ないだろう．公的年金はこうした私的負担を社会化している点を忘れてはならない．

第4節　負担の公平

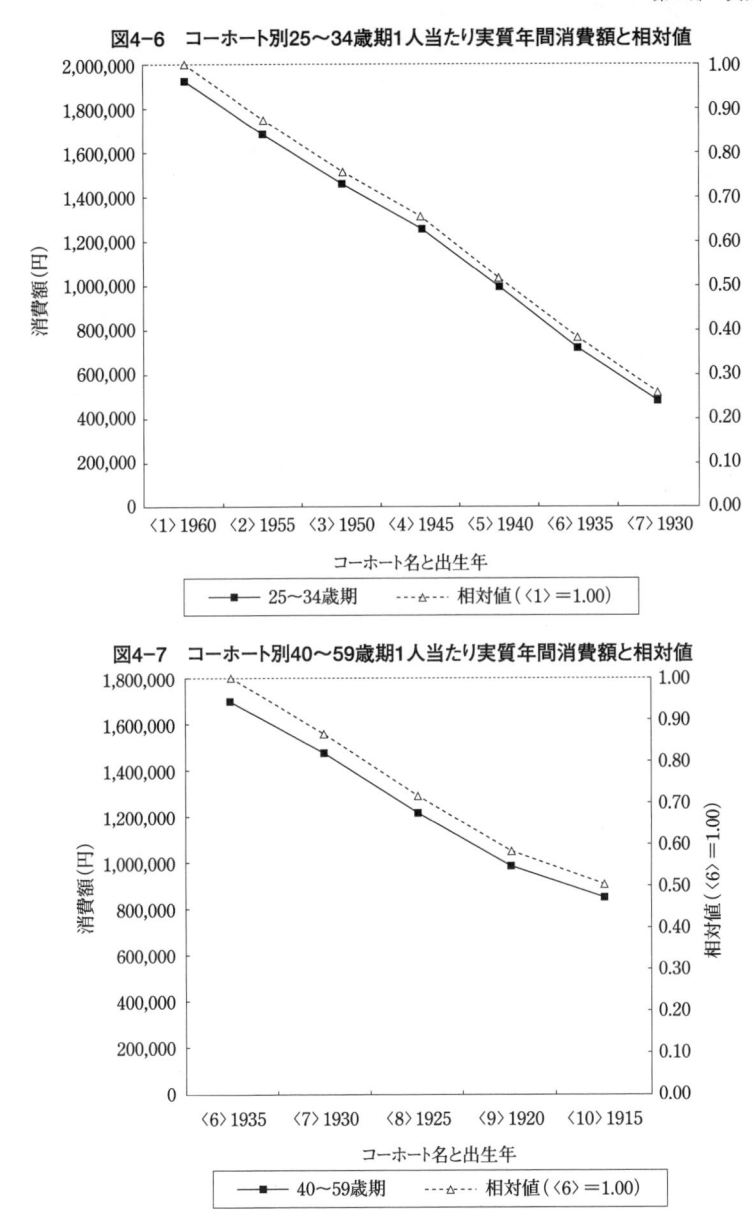

図4-6　コーホート別25〜34歳期1人当たり実質年間消費額と相対値

凡例：■ 25〜34歳期　△ 相対値（〈1〉＝1.00）

図4-7　コーホート別40〜59歳期1人当たり実質年間消費額と相対値

凡例：■ 40〜59歳期　△ 相対値（〈6〉＝1.00）

（データ）経済企画庁「国民経済計算年報」
出典：田中滋編著「国民負担率問題を考える」"安田火災記念財団書"(1997) No.51、図表12および13

第5節 国民負担率の帰趨に関する検討

1 この点について国民負担率が上がりすぎた場合に起こりうる事態

　何を基準とするかはさておき，思考実験として，"国民負担率が上がりすぎた"，あるいは"過度の上昇を放置した"場合に起こりうる事態も，フェアな論考のためには踏まえておく必要があるだろう．ただし，そうした事態の候補については，「国民負担率を抑制すべき」との各種の主張の中でさまざまな言及が行われているので，ここでは主な可能性を列挙するにとどめる．

1）政府活動の非効率是正への阻害要因になるのではないか：国民負担率上昇を安易に容認すると，政府活動に対する予算制約が弱まり，公共セクターの効率性にかかわるチェックが行き届かなくなる可能性がある．

2）限界効果の低い対象への政府支出が温存されるのではないか：同じく予算制約が厳しくない場合，限界効果の低い対象に対する切り込みが不足し，効果の乏しい支出が温存されかねない．

3）補助金依存体質・補助金を得るための活動が助長されるのではないか：予算配分に対する行政府の裁量権が大きい日本では，予算配分をめぐる陳情的な活動を助長させてしまう．

4）勤労意欲低下・労働供給抑制，脱税・節税などにつながらないか：失業給付の給付水準が高くなりすぎると，労働に対する意欲が失われ，公的給付に依存しようというインセンティブが働きやすくなる．また，給付が受給者と経済のためにならないと考える人々の一部に対し，大きな負担を免れようとして節税・脱税的な行為への誘惑を感じさせるかもしれない．

5）経済の空洞化を促進しないか：企業負担が過度に上昇すると，負担を回避しようとする企業の海外移転を誘発する可能性がある．

6）市場セクターに回るべき資源が不足しないか：公的負担は資源配分と所

得分配の2つの側面にかかわる．強制的資源配分の側面について言えば，資源を公共部門，および医療や介護などの準市場部門に配分する仕組みである．したがって，負担割合の上昇は，少なくとも一時的には経済の中で一般の市場セクターに回る資源が少なくなる効果をもつ．

2 国民負担率を抑制しすぎた場合に起こりうる事態

長寿化と人口構成の高齢化という2つの大きな変化は，これからの政策を考察する上では変更しようのない前提である．その前提の下で国民負担率を抑制する際の選択肢は，公的セクターの効率化，公共財生産と社会保障給付の抑制，および定義的に国民負担率に含まれない財源へのシフトの3通りであり，実際にはその組み合わせとなろう．

1）公共セクター運営の効率化：まず公的セクター運営の効率化が図られるかもしれない．ただしこれは言うまでもなく，国民負担率問題にかかわらず実行されるべき課題である．

2）公共財生産や社会保障給付水準の抑制
  ① 公共財生産の水準抑制：政府が担当する公共投資，あるいは初中等教育と基礎研究・廃棄物処理等の環境整備などの公共サービス水準が抑制される可能性がある．何より，バリアフリー型社会の建設が遅れれば，介護サービスが人的資源に依存する度合いが高くなるばかりか，そもそも高齢者・障害者の自立と尊厳という大切な目的を実現できない．
  ② 社会保障給付抑制：社会保障給付水準の低下や給付対象者，対象サービスの縮小を通じ，高齢者・患者・障害者，そして介護者のQOLに直接の影響を及ぼすだろう．

3）国民負担率に含まれない財源へのシフト：税・社会保障負担に低い水準でキャップがかけられると，家計内の無償サービスをはじめ，国民負担率には現れない財源に負担がシフトされる．第3節ですでに触れているものもあるが，それも含めた一覧を示す．
  ① 公共サービス・医療・介護・教育などの利用時強制徴収増：不足額を

利用者からの強制負担，たとえば患者による窓口負担や国公立学校の授業料増など各種費用負担に置き換える方向が考えられる．予算縮小による公立校の機能低下が起きれば，私立校を選択する家計が増えるかもしれない．

② 家計・企業が負担する直接費用・機会費用の増大と労働供給抑制：公的給付が削減されれば，家計が類似サービスを直接生産するケースも増大するだろう．この場合，サービス生産に伴う規模の経済性が失われ，資源配分の効率性が低下する可能性が大きい．介護や育児がその典型である．規模の問題のみならず，経験を積んだ専門家による生産性の高さに比べ，家計内生産の効率が低い点も忘れてはならない．もう1つの悪影響として，労働供給抑制につながりかねない点もあげられる．

③ 一般政府債務残高増大と経常収支の赤字化：国民負担率に公債による歳入を含めない場合，国民負担率が数値目標化する一方，相対的に重要度の低い費目の歳出削減が進展しないと，財源確保の手段として公債への依存を高める選択を取らざるをえなくなる[15]．公債への依存は政府債務の増大を意味する．その結果利払いの増加から財政の硬直化が避けられないばかりか，それに見合う貯蓄率の上昇がなければ，利子率の上昇を通じて民間投資を減少させてしまう．さらに経常収支の悪化を招く恐れもある．

第6節　国民負担率は社会のあり方を表す

以上の記述から分かるように，国民負担率は経済活力のあり方とは軸を異にする．むしろ「医療・介護・教育・年金などに関する公私の役割分担を表す指標」という理解が妥当である．比喩でいえば，「夫婦間の家事分担率がその家の豊かさ，ないし稼得能力とは独立の意思決定である」ことに近い．つまり，実際のところ，税・社会保障負担率は，それぞれの国が選んだ「社会のあり方」，つまり自助，公助，共助，互助[16]のうち，公助と共助の大きさを示す指

標と考えてよい．

　その証拠に，わが国と同様，西・北欧諸国より税・社会保障負担率がきわめて低いアメリカ合衆国は，慈善や寄附の活発さも手伝ってか，他を圧する強さで先の IMD による競争力1位の地位を保っている．結論は「国民負担率と経済活力の間には特定の因果関係は存在しない」が正しくフェアな一般化だろう．

　したがって，負担面と経済活力を結びつけて日本の社会保障給付を抑制すべきだと唱える論理は一方的である．同じく，負担と給付が高ければ経済活力が増すと唱える論理も一方的である．さらに，社会保障給付の削減が行政の効率化や規制緩和の一環であるような主張はまったくの議論のすり替えとして否定する必要がある．

　経済の論理の内側でも──資源配分の最適化とは異なり──成果の配分をめぐる政府介入は，公正感にかかわる当該社会の価値観を理由とする．労働基本権の扱いや，女性・障害者などに対する差別の解消，および地域経済格差の是正などは，分配の公正も，社会の安寧の維持と共に根拠の1つとなっている．社会保障制度や社会福祉制度などの再分配メカニズムもまた，社会の価値観を反映して築かれ，維持され，あるいは衰退したり発展したりする公的な装置に他ならない．

　21世紀の経済がルーズなら，社会保障もルーズで済むが，市場経済競争や国家間競争が厳しくなれば，それに対する補完装置も強化しなくてはならない．補完装置の強め方は理論的にはいろいろな方法がありえる．宗教が再分配面で機能しても，私的な寄付金が多くなっても，地方主権と住民自治が進展してもよい．しかし，現在のわが国においては，寄附・慈善に向けられる金額は少なく，地域社会なり親族なりの機能も弱まっている．また，「勤め先が共同体」でもありえた古きよき時代はもう戻ってこない．

　だから，厳しい競争経済に立ち向かえるよう，医療保険制度をはじめとする社会保障制度が果たす役割をしっかりと認識しておきたい．具体的には，体や心の病に苦しんだり，要介護状態になったりしても，誰もが医療や介護サービスを利用できる安心感の付与である．いわば，自立を支え，促し，リスクを恐

れない社会の基盤を築くための社会的連帯機能に他ならない．日本では，他の補完装置の候補に比べ，社会保障制度が一番合理的だし，運営にかかわる経験知が蓄積されている方法だと考えられる．

なお，社会のあり方論とは，「医療・介護・教育も金次第」の世の中に対する好悪感の違いだけではない．受療や老後の支出に対する不安ゆえに各自が私的な備えに励み，社会全体に過剰貯蓄が生じる結果，消費が抑制されるなら，まさにマクロ経済の業績にかかわる問題ともなりうる[17]．

他方，負担率の水準とは別に，公的負担が勤労世代に偏りすぎ，高齢世代への給付が高すぎるとすれば，支える側が社会保障制度に不信感を抱く恐れもある．わが国では，年金はもとより，高齢者医療について制度変革が求められる理由となっている．

国民負担率論は，このように社会のあり方と共に考えるべきテーマなのである．

注
1) 医療費のうち，患者自己負担分（受療時の一部負担，自由診療分，特定療養費など）は国民負担率の計算には含まれない．
2) 〈この注は専門的なので，経済学的な見方に慣れていない読者は読み飛ばしても差し支えない〉GDPと租税負担額が同じでも，直接税比率が高い場合には，分母（国民所得）が相対的に大きく見えるので，負担率が低く算出される．また，実質的な社会保障給付水準が変わらなくとも，保険診療に対する消費税や公的年金受給額に課せられる税社会保険料徴収がない，もしくは低ければ，やはり見かけ上，負担率は小さな値となる．
3) 財務省 http:/www.mof.go.jp/jouhou/syuzei/siryou/genjo.htm および
　　http://www.mof.go.jp/jouhou/syuzei/siryou/hikaku.htm 参照．
4) 米国のみ1997年．それ以外の国はすべて2000年の値．
5) 直近の米国では，膨大な連邦政府財政赤字ゆえに差が広がっているものと思われるが，引用しうる公的な統計が存在しない．
6) 国立社会保障・人口問題研究所 http:/www.ipss.go.jp/Japanese/kyuhuhi-h13/5/No5.html 参照．
7) 価値財とは，「便益の性質は基本的には私的なものであるが，公的介入のない状態で決まる利用水準では，当該社会の価値観から見て必須のニーズを充足しないと思われるため，政府（社会保障制度を含む）による利用者and/or生産者への費用補助（ないしは強制や説得），もしくは公的セクター自体による生産を通じ，利

用・生産を支援する財」を指す.
8) レトリックとしては「中負担・中福祉」もしばしば用いられる．しかし，往々にして「中」の範囲の設定がはっきりしないので，ここでは相対的な高低に二分して議論を進めていく．
9) 2003年のランキングは，主要59カ国・地域について，人口2,000万人超とそれ以下に区分して発表された．日本は人口2,000万人超の国・地域部門の11位で，先進7カ国（G7）の中では6位であった．また，人口2,000万人以下の国・地域部門ではフィンランドが首位にランクされた．
10) 田中滋編著（1997）「国民負担率問題を考える」"安田火災記念財団叢書"51，図表3．
11) 国保の保険料は引退者も支払っている．
12) すべての課題を網羅しているわけではなく，例示である．
13) この節の議論は主に年金にかかわるが，国民負担率論の一部として不可欠なのであえて触れておく．
14) 田中滋編著（1997）「国民負担率問題を考える」"安田火災記念財団叢書"51，図表12および13．
15) 第1節で触れたように，財政赤字を含めた「潜在的国民負担率」は，1997年の財政構造改革法以来，この点を強調するために用いられている．
16) 池田省三龍谷大学教授が開発した概念を借用している．大まかに言って，自助は自己責任，公助は公的サービスもしくは公費給付，共助は社会保険給付，互助はコミュニティ・友人・ボランティアによる支援や慈善・寄附を指す．
17) 1990年代に，わが国の家計貯蓄は，所得は増えていないのに，400兆円も積み増された．

第5章　医療需要曲線と医師誘発需要をめぐって

西 村 周 三・柿 原 浩 明

は じ め に

　2001年にオランダのロッテルダムで開かれた国際医療経済学会で,「医療に需要曲線は存在するか?」というテーマのセッションが開かれた．このタイトルは厳密にいうと奇妙なものであった．なぜなら後に説明するように,お金を支払ってあるものを買う場合には,必ず需要は存在するのであり,標記の疑問自体がおかしいからである．しかしながらこの疑問を,正確には,「医療に対する需要は,通常のものやサービスに対する需要とはかなり性格が異なるか?」と理解すれば,まことに適切な疑問であったのであり,学界が真剣に取り上げるべき課題であったということができる．

　この章では,この疑問を,当時の学会のセッションより,さらに広い観点から取り上げて議論することにしたい．ここで「広い観点」というのは,医療経済学で有名な議論となっている「医師誘発需要仮説」ないし「供給者誘発需要仮説」というものも併せて紹介するという意味であり,この場合も,問題のとらえ方は,本質的には医療需要が他の各種のサービスの需要と比べて特殊なものであるかを問うという意味で同じであるからである．

　経済学における需要曲線の分析には,2つの意味がこめられている．1つは「規範的経済学」(normative economics)の立場からの分析であり,いまひとつは「実証的経済学」(positive economics)の立場からの分析である．ここで「規範的」という意味は,この需要曲線に基づいて,個人や社会の幸せ(効用)を測定し,それに基づいて政策論を展開することであり,後者は,その種の社会的価値の評価のためではなく,たとえば,患者の自己負担率を引き上げると,

どの程度医療費が抑制されるかといった問題を分析するための手段としての経済学である．いわば淡々と，需要と価格の間の関係を分析することであるともいってよい．

そこで，この第1節では，まず規範的な経済学という視点から，政策論としての需要曲線が新古典派経済学でどのように扱われるのかを解説したのち，その分析手法の限界や問題点を述べる．さらに，第2節では，実証的経済学の観点から，価格および所得だけをパラメーターとする需要分析の問題点と，どのようなパラメーターが，これまでの分析において抜け落ちていたのかを明らかにする．ここでは，医療提供者から見て，どのような要因が医療需要を決定しているのかについて，実体験を踏まえて問題提起する．具体的には，これまでの分析において無視されてきた要因である①疾病の自覚，②医学知識，③医療機関への利便性などを取り上げ，種々の疾病の自覚に応じて，患者がどのような行動をとるかの分析が求められていることを指摘する．

そして最後の第3節では，医療経済学において長年論争の的となってきた「医師誘発需要仮説」「供給者誘発需要仮説」を解説し，この論争の意義について述べる．ここでは情報の非対称性についてのとらえ方が，議論の大きな分かれ目となることを，規範的経済学，実証的経済学という2つの観点から説明する．

第1節　伝統的な需要曲線の意味

経済学，特にミクロ経済学における規範的側面の分析の目的は，限られた資源が有効に利用されているかの判断基準を示すことにある．通常この判断基準は「パレート最適」とか「効率性」と言われるが，一般にはその意味は必ずしも正しく理解されていないどころか，しばしば曲解されている．

経済学では，各種の資源が有効に用いられていないときに，効率的でないと評価するが，たとえば病院で空きベッドがあるときに，それが救急病床であれば，常時一定数のベッドを空けておくことは，経済学的には，決して「効率的

ではない」とは考えない．それは将来に備えて空けるのだから，当たり前である．

　かといって，常時一般病床を空けておくことは，特に待機患者が大勢いるときには，明らかに効率的でないわけであり，この無駄を指摘しても「効率ばかり優先する」といった言い方をすることは好ましくないであろう．

　人材が有効に活用されていない場合も，効率的ではないというが，これも当然のことであろう．他方で，経済学では，人々が長時間働くことや，サービス残業をすることを「効率重視」という言い方もしない．むしろ，いくら長時間働いても，それが適材適所でないときこそ，効率的でないというのである．

　なお正確には，消費に関して，すなわち同じだけの資源を投入して，より多くの消費ができる余地があるとき，「パレート最適」が満たされないといい，生産に関して，同じだけの資源を投入して，より多くの生産ができる余地のあるとき，「生産の効率性」が満たされないという．そしてこの2つ，すなわちパレート最適と生産の効率性とを合わせて，一括して「効率性」ということもある．

　おそらくここまでの説明は，経済学が示す判断基準が，「よく考えると」常識と合致していると判断されるであろう．ここで敢えて「よく考えると」という言い方をするのは，経済学的な見方を理解することを敢えて拒否するために，曲解しようとする人々もいるからである．たとえばある鉄道で事故が起きたら，必ずといってよいほど，「効率優先の結果」などといった解説があらわれる．

　といいながら，意図的でなくても，この用語をめぐって誤解しやすい例もある．それは，たとえば財・サービスの生産に不確実性が伴う場合などである．まさかの事態に備えて病床に空きを用意しておくことは決して「非効率である」とは言わないと述べたが，一部の病院経営者は，救急に来る患者が少ない時には，救急病床の一部は，一般病床として日常的にもできるだけ埋めておくことが効率的であると考えるかも知れない．

　このあたりの判断の違いは，人々がリスクに対してどのような姿勢，態度を見せるかによって異なる．リスクを冒すことを嫌う経営者は，万一の事態に備

第5章 医療需要曲線と医師誘発需要をめぐって

えて、できるだけ空床を多くとっておこうとするであろう。近隣で大事故が起きたときに、救急病床がいっぱいであれば、社会的非難を浴びるからである。他方で、リスクをあまり意識しない人やリスクを嫌わない人は、可能性の少ない場合に備える必要はないと判断するかも知れない。

医療は、まさにこの不確実性についての考慮がもっとも重要な役割を果たすサービスである。そうであるがゆえにリスクに対する配慮をどう考えるかに常に注意して、その配分のあり方を考える必要がある。

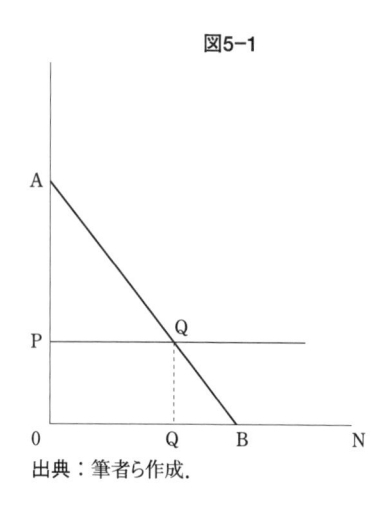

図5-1

出典：筆者ら作成．

しかし、いきなり不確実性を考慮して議論を進めると、話が混乱する。そこで医療資源の配分にあたっての効率性を考えるにあたり、次のような例から出発することにする。

以下でアメリカのプリンストン大学に長く在籍したラインハルト（Reinhrdt, U. E.）やライス（Rice, T.）などが、しばしば取り上げてきた例を紹介する。彼らの批判は、アメリカにおいて国民皆保険を否定する論者であるフリードマン（Friedman, M.）やフェルプス（Phelps, E.）などに向けられるものである。なお、金額の単位などを日本向けに改変していることお断りしておきたい。

いま、2つの家族、山田さん、田中さんという家族を考える。最初の想定では、この2つの家族が同じ所得と富を持っているが、山田さんの家族は米食を好み、田中さんがパン食を好むとする。この場合、山田さん、田中さんのそれぞれの、米に対する需要曲線は、たとえば図5-1のABのようになり、それぞれの消費者余剰は△APQとなる。消費者余剰の説明自体は、ミクロ経済学の初歩の教科者などを参照されたいが、ここでは次のような説明を、教科書的な説明に追加しておく。市場でものを買うときには、あまり意識しないが、自分の持つ需要曲線がABの時には、確かに三角形APQの分は、得をしたと考

第1節　伝統的な需要曲線の意味

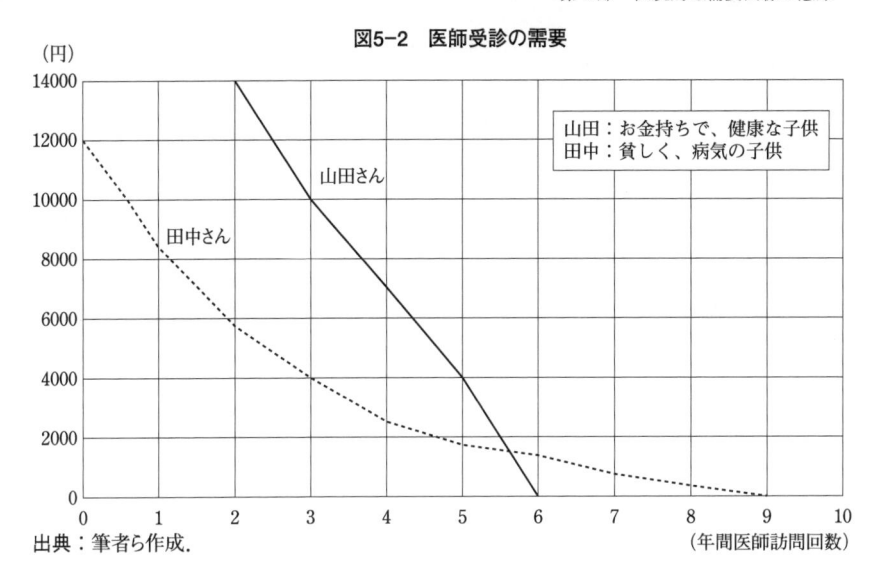

図5-2　医師受診の需要

（円）縦軸／（年間医師訪問回数）横軸

山田：お金持ちで、健康な子供
田中：貧しく、病気の子供

出典：筆者ら作成．

えるべきである．なぜなら，この人は最初の1単位を手に入れるためには，OA分のお金を支払っても良いと考えているということを示しており，それがOPという料金で買えるわけだから，AP分だけ得をしたことになり，OQまで買えば，合計で△APQ分の得をしたと考えることが適切であるからである．

　以上の説明は，通常の財・サービスに関しては比較的スムーズに受け入れることができる．しかし，これを医療というサービスにあてはめるとどうなるだろうか？　これが次の例である．今度は，山田さんと田中さんとの所得や富がかなり異なるとし，山田さんは豊かだが，田中さんは貧しいとしよう．そしてそれぞれの家族に赤ちゃんが生まれ，山田さんの赤ちゃんは健康だが，田中さんの赤ちゃんは病弱であるとしよう．

　このさい，それぞれの需要曲線が図5-2のようになるとする．今度は，横軸は医師を訪れる回数でとっている．それぞれの需要曲線の仮想例は，おそらく現実的であると理解できる．山田さんの方が豊かなので同じ料金なら，医師を訪問する回数は多くなることが予想される．他方で，田中さんは貧しいが，子供が病気がちなので，料金が安ければ，訪問回数が増すに違いない．

111

第5章　医療需要曲線と医師誘発需要をめぐって

このような想定で，まず簡単な練習問題を示す．また1）2）のそれぞれの解答は問題の後ろの括弧の中に示す．

1）いま仮に患者の自己負担の金額が4,000円であるとすれば，山田，田中さんそれぞれは，何回医師を訪問するか？（解答　5回，3回）

2）いま，無料すなわち患者負担額がゼロであるとすれば，山田，田中さんはそれぞれ何回医師を訪問するか？（解答　6回，9回）

3）1）のケースと2）のケースとで，それぞれ消費者余剰の差がどれだけになるか？　つまり，自己負担を引き下げて無料にした場合に，消費者余剰は，山田さんと田中さんとで，どちらの方が増加するか？（解答　山田さん）

4）1）の状態から，田中さんの子供の受診を1回減らして，山田さんの子供の受診を1回増すと，消費者余剰はどう変化するか？（解答　山田さんと田中さんとを合わせると，全体としての消費者余剰は増す）

さて，問題4）から明らかになることは，全体としての消費者余剰を増すためには，田中さんの受診回数を減らし，山田さんの受診回数を増せばよいことになり，通常の人々が抱く正義感とは，かなりかけ離れた結論になることがわかる．豊かな人が健康で，病気がちの人が貧しいという場合には，健康な人と比べて，病気がちの人の方の消費者余剰が小さくなる．それは貧しい人の方が，所得の制約ゆえに，全体として，いろいろなものに消費できる量が少ないからである．

じっさいこのような考え方に基づき，ミクロ経済学でいう「死重の損失(dead weight loss)」を測定した例が数多くある．たとえばフェルドシュタイン（Feldstein, M.）の研究がその代表的な例で，彼の分析では，企業が従業員のために加入する民間保険の保険料を，企業にとっての税控除の対象とするために，どの程度の死重の損失が生まれているかを計測している．

言うまでもなく，この種の分析は国民皆保険の生む資源配分上の非効率を指摘するためにも用いることができるし，実際，日本でもこの種の分析が試みられた．この種の分析の考え方の論理は，たとえば米価の政府管理に対する批判

と変わらない．かつて日本では米価に関して支持価格政策を実施し，実際の原価をはるかに下回る米価で消費者に売り渡していたが，このため，市場で需給が一致する価格で販売されるために，消費者が真に望む量より過剰に消費がなされ，他方でこれに税を費やされるために無駄が生じるという議論があった．しかし同様の論理を医療にも当てはめるというのは，いかにも暴論のように思われる．

ここまで述べると，先に紹介したラインハルトやライスが主張するように，このような消費者余剰論に立脚する新古典派経済学が破綻しているように見えるが，厳密にはもう少し新古典派経済学を擁護する余地がある．彼らは（たとえばM.フリードマンは以前に）次のような市場擁護論を展開した．上記の例でいえば，田中さんの家族が，山田さんの家族に比べて悲惨に見えるのは，所得や富が不平等に分布しているからであって，それ自体は市場の責任ではないと主張する．2つの世帯の間での所得の再分配さえうまくなされていたら，医療は市場に委ねて良いというのである．

このような「所得分配さえ適切であれば」という市場擁護論は，人々がミクロ経済学の消費者理論に基づく行動をしている限りにおいては，ある程度説得力があるが，現実にはこの種の擁護論は，次の意味において説得力を乏しくさせている．この点をライスの教科書にしたがって紹介しよう．

ライスは，次のような問題の設定をする．「人々は，本当に選択の自由が与えられたとき，自らの効用の最大化をしているのだろうか？」そしてそのことが成り立たないケースとして，医療に関する選択が典型的にあてはまるとして，さらに次のような4つの疑問を投げかける．①人々は自分の厚生（効用）を，自分でもっとも適切に判断できるだろうか？　②消費者は，消費の決定にあたり，十分な情報を持っているだろうか？　③消費者は，自らの消費決定の帰結について，よく知り得ているであろうか？　④個々人は合理的といえるか？

以上の疑問の詳細をここで紹介することはできないし，これらについての評価には，以下のような理由により注意深く扱う必要があるが，医療というサービスの特性を考えれば，医療サービスの配分を市場メカニズムに委ねることは

第5章 医療需要曲線と医師誘発需要をめぐって

きわめて難しいと考えるべきであろう.

ただし,ライスの上記の疑問をあまりに金科玉条として扱わない方が公平な判断というものであるということも強調しておきたい.上記の4つの指摘は,医療以外の多数の消費に関してもあてはまることであるが,規範的な議論として,この種の疑問を提起して,これらの疑問を過度に強調してしまうと,そもそも人々の幸せは何を基準に判断したら良いのかわからなくなる.

かつて日本で,社会主義に過大な期待を抱いた人が大勢いたが,彼・彼女らは,上記の4点についての疑問を強く抱いた.市場メカニズムを通して消費される多くのものが,彼らの幸せにはつながっていないことを過度に強調した.また,人々の消費にあたって,企業がその生産物や・サービスについて提供する情報があまりに少ないと批判した.たとえば多くの若い女性がブランドものの消費に狂奔する姿を見て,市場メカニズムの何かがおかしいと批判した.

しかしながら,それではこれに代わるメカニズムとして何かふさわしいものがあるだろうか? 彼女らの消費を規制することが望ましいのだろうか? また,私たちが消費する財・サービスについての情報が十分に提供されれば,その情報量に比例して,それだけ私たちは賢明な選択ができるだろうか?

ライスの指摘の第4点に関しては,次のような提案が可能であろう.それはいわゆる「パターナリスティック」(家父長的)な介入の必要性である.人々は賢明な選択をするとは限らないから,政府や公的機関が,消費者が選択をしたあとに後悔しないで済むように,財・サービスの購入の前後に,たとえば契約を解除できる制度を設けるといった提案である.これは,市場メカニズム範囲内で可能な制度的な枠組みであり,まったく無政府的な市場メカニズムでなければ,市場メカニズムの範囲内でも,医療サービスを適切に提供できるということになる.

このように考えると,医療サービスの配分メカニズムは,「市場か非市場か」といった単純な2分法による議論ではなく,たとえば苦情の処理の仕組みをどのようなものにするか,また医療機関の選択を,いまの日本のように,まったく自由放任とするかといった,個別事項についての議論であるべきことになる.

したがって結論的には，市場擁護論による，消費者余剰のみを判断基準とする単純な議論ではなく，市場的配分の良さも考慮した，より洗練されたメカニズムの構築が必要であるということになるであろう．

第2節　医療受診意志決定モデル

1　医療における不確実性と情報の非対称性

前節では，規範的な立場からの医療需要に関する議論を行ったが，いうまでもなくその種の議論の前提となるのは，現実に人々が，どのような要因を基礎に受診行動を行っているかである．そして，そのうちの経済的側面を抽出したものが，医療需要曲線である．数式で表すとこれは次のようになる．医療需要 q は，自己負担額 p ，所得（ないし富）y とし，その他の要因のベクトルを θ とすれば，

$$q = f(p, y; \theta)$$

で表される．このように医療経済という観点から，われわれが知りたいのは，とくにここの q ，p ，y の間の関係であるが，他の財・サービスとの比較でいうと，われわれがこれまで以上に注目しなければならないのは，経済的に見た場合には，一種のパラメータとされる θ といま取り上げた変数との関連である．

このさい，なかでも特に注目したいのは，医療サービス需要が不確実性下の選択であるという点である．前節で紹介した新古典派経済学では，この問題を次のように定式化する．これを，最初に単純なケースについて考えよう．図5-3に示すように，合理的な個人は，健康な時点では次のように考えるというのがこの学派の仮説である．すなわちある確率 P で将来病気になると予測し，$(1-P)$ の確率で病気にならないと予測する．そして病気になって医師を訪れたときには，π という確率で治癒し，$(1-\pi)$ という確率で治癒しないとする．それぞれの場合の効用は，$U(H, W-M)$ と $U(H-L, W-M)$ とな

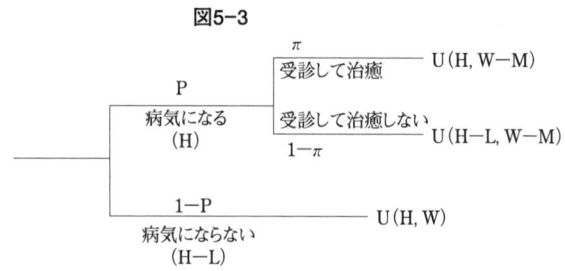

第5章　医療需要曲線と医師誘発需要をめぐって

図5-3

```
                          π
                    ┌──── 受診して治癒 ──── U(H, W−M)
              P     │
         ┌─ 病気になる ┤
         │    (H)    │    受診して治癒しない
         │          └──────────────── U(H−L, W−M)
─────────┤              1−π
         │
         │   1−P
         └─ 病気にならない ──────────── U(H, W)
             (H−L)
```

出典：筆者ら作成．

る．ここでHとH−Lは健康水準を表し，健康な状態ではH，病気の時にはH−Lとなると想定している．他方でこの人の富の額が当初Wであるとし，医療費の自己負担の額がMであるとする．

しかしながら，ここで不確実性といっても，客観確率を知っている場合（≒Risk）と想像上の主観確率のみ持っている場合（≒Uncertainty）とがあり，その差は情報の非対称性に起因する．患者が，ちょっとしたことでも医師の診察を受けがちであるのは，情報の非対称性だけでなく，絶対に解消できない不確実性の問題があるためであり，合理的判断の結果である．

2　医療需要の特徴

図5-4に示すように，一般に病気そのものの重さ（悪性度など）と自覚症状の重さは基本的に比例しない．高血圧，糖尿病の患者もよほどでないと自覚症状はなく，高脂血症（コレステロール）の患者において自覚症状はほとんど皆無である．もし患者が自覚症状に基づいて受診を決めているとすれば，医学的にはまったく非合理的な判断であるといわざるを得ない．

もしも医療費自己負担が下がったとすると，潜在需要が顕在化することはあっても，病気でなければ医療機関には行かない．

必要な医療でも，情報の非対称性がある場合，本人にとってその必要性認識がないと，最初から需要しなかったり，治療中であっても，一部負担金が上昇すると需要しなくなることもある．

現実には，医療知識のある高所得者は必要であれば，一部負担が上昇しても

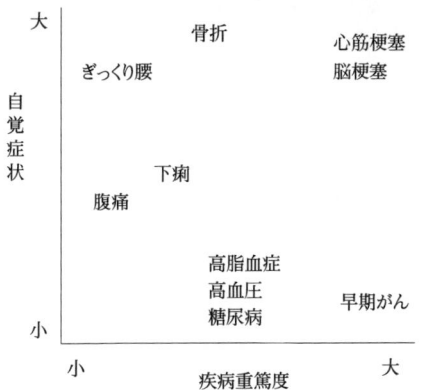

図5-4 さまざまな疾病の自覚症状と疾病重篤度の関係

```
大  │     骨折         心筋梗塞
    │ ぎっくり腰       脳梗塞
自覚│
症状│        下痢
    │   腹痛
    │         高脂血症
    │         高血圧    早期がん
    │         糖尿病
小  └─────────────────────
    小       疾病重篤度      大
```

出典：筆者ら作成.

変化なく需要する．一方，医療知識に乏しい低所得者は，一部負担割合が上昇すれば，最初から受診しなかったり，治療中断したりする例が多いのではないかと考えられる．

3　医学的医療需要モデル

以上の特徴を整理すると，次の（1）〜（3）が医療需要の決定要因として重要であると思われる．

（1）自覚症状

病気は基本的に悪性疾患と良性疾患に分けられるが，図5-4でもみるように自覚症状の強弱は疾患の良性・悪性とは基本的には関係がない．

また軽症糖尿病，高脂血症などは，検査で異常値が出るが，自覚症状はまったくない．

以下のように3段階に分類する．

（−）症状がなく，検診で指摘された場合など

（＋）軽度の頭痛，腹痛，下痢，胸部痛，風邪症状，外傷

（2＋）重度の頭痛，腹痛，下痢，胸部痛，風邪症状，外傷

（2） 治癒期待・治療必要性認識

自覚症状が軽度の場合，治療が不要だと思ったり，例えば喫煙と心疾患との関連性を知らなかったり，治癒期待・治療必要度の認識においても個人差がかなりある．以下のように3段階に分類する．

- （−）治療する必要性があるとは思わなかったり，治癒してほしいと思わない
- （＋）治療必要性があると思ったり，出来れば治癒してほしいと思う
- （2＋）治療必要性が強いと思ったり，症状がきつくなんとか治癒してほしいと思う

（3） 重篤疾病不安

例えばがんの初期は非常に症状がマイルドなので，重篤な疾病の可能性がどの程度頭に浮かぶかが，受診に非常に影響する．以下のように3段階に分類する．

- （−）重篤な疾病の可能性は低いと思う
- （＋）重篤な疾病かもしれないと思う
- （2＋）重篤な疾病でないか不安である

以上の要因により，医学的医療需要モデルを

$$Y = （自覚症状，治療期待・必要度認識，重篤疾病不安）$$

と定義する．Yは受診して解消される，不効用の絶対値である．

1) すべて（−）であれば，多くの場合医療機関に行かない
2) （2＋）があれば通常は医療機関を受診しようとする
3) （＋）だけの場合は，3つの要因のうちの数と個人の性格で医学的医療需要は決定される

Y_1を③の場合の値，Y_2を②の場合の値とすれば

1) $Y_1 > Y$ ならば，その他の条件にかかわらず受診しない
2) $Y > Y_2$ ならば，その他の条件にかかわらず受診する，絶対需要

3) $Y_2 > Y > Y_1$ ならば，その他の条件によって受診する，相対需要と定義することが出来る．

以上をより具体的に示したのが表5-1である．

第3節　医師誘発需要をめぐって

最後に，医師誘発需要仮説（理論とも言われる）ないし，供給者誘発需要仮説について検討を加える．これらの仮説の表現の使い分けは，言葉の字義通り医師の場合と，たとえば医療機関や介護施設の場合などのように医師個人ではなく，施設という組織が需要を誘発する場合とである．

こういった発想の根本を理解するには，たとえば自動車修理工場における自動車の修理の現状などを思い浮かべればよい．われわれが，自動車のある部分の故障に気がつき，修理工場に持って行くと，しばしば工場では，私たちが問題とした箇所以外にも注目し，「ここもかなり痛んでいますから，新しい部品と取り替える方がよいですよ．」などと言われる．これが供給者によって誘発される需要である．

多くの場合，お金さえあれば，確かに修理業者の言うとおりだが，予算の関係もあって……ということが多いが，医療の場合，保険がきくこともあって，つい「安易に」供給者のいうことをきいてしまう．たしかに事故を未然に防ぐためには，早めの措置が望ましいことも少なくない．しかし他方で，既存の設備でまだ十分機能するのに，なぜ早めの修理が必要なのか，いぶかしく思うことも正直なところである．

このように説明すれば，このこと自体が，個人的にも社会的にも，好ましいことであるのかどうかの判断がきわめて難しいことに気づくであろう．したがって，医師誘発需要仮説というのは，一見した場合には，医師が「不必要な」需要を作り出すというイメージがあるが，そうではないことを確認しておきたい．

さらに，アメリカにおけるこの仮説のイメージと日本でのこの仮説のイメー

第5章　医療需要曲線と医師誘発需要をめぐって

表 5-1

ケース1：ほとんどの人が医療機関に行かない場合

$Y=(-,-,-)$　　症状がなく，検診で尿潜血と指摘されたが，治療する必要があるとは思わないし，重篤な疾病でもないと思った．

ケース2：ほとんどの人が医療機関に行く場合

$Y=(2+,2+,2+)$　重度の胸部痛があり，絶対に治療する必要があると思い，心筋梗塞であると強く不安になった．

ケース3：人によって医療機関に行く人といかない人がいるような場合

$Y=(-,-,+)$　　症状がなく，検診で不整脈と指摘されたが，治療する必要があるとは思わないが，重篤な疾病かもしれないと思った．

$Y=(-,-,2+)$　　症状がなく，検診で便潜血プラスと指摘され，治療する必要があるとは思わないが，大腸がんかもしれないと不安になった．

$Y=(-,+,-)$　　症状がなく，検診で尿酸値が高いと指摘され，治療する必要があると思うが，重篤な疾患ではないと思う．

$Y=(-,+,+)$　　症状がなく，検診で高脂血症と指摘され，治療必要性があると思うが，脳梗塞などにつながるかもしれないと思った．

$Y=(-,+,2+)$　　症状がなく，検診で胆石と指摘され，治療必要性があると思い，胆のうがんではないかと不安になった．

$Y=(-,2+,-)$　　症状がなく，検診で高血圧症と指摘され，治療必要性が強いと思うが，重篤な疾病の可能性は低いと思う．

$Y=(-,2+,+)$　　症状がなく，検診で無症候性心筋梗塞と指摘され，治療必要性が強いと思い，重篤な心臓病かもしれないと思った．

$Y=(-,2+,2+)$　症状がなく，検診で胸部X線に異常ありと指摘され，治療必要性が強いと思い，肺がんでないか不安である．

$Y=(+,-,-)$　　転んで足をすりむいたが，治療する必要があるとは思わないし，重篤な疾病の可能性は低いと思う．

$Y=(+,-,+)$　　風邪をひいて，寝ていても治癒すると思ったが，肺炎かもしれないと思った．

$Y=(+,-,2+)$　軽度の頭痛があり，治療する必要があるとは思わないが，脳腫瘍かもしれないと不安になった．

$Y=(+,+,-)$　　軽度の下痢があり，治癒してほしいと思ったが，重篤な疾病の可能性は低いと思う．

$Y=(+,+,+)$　　軽度の腹痛があり，治癒してほしいと思い，胃潰瘍かもしれないと思った．

$Y=(+,+,2+)$　軽度の胸部痛があり，治癒してほしいと思い，心筋梗塞ではないかと不安になった．

$Y=(+,2+,-)$　軽度に頭が痛くて，血圧を測ると高く，絶対治療しなければならないと思ったが，重篤な病気であるとは思わない．

$Y=(+,2+,+)$　風邪をひいて，仕事があるので治療の必要性は高いと思い，肺炎の可能性もあるかなと思う．

第3節　医師誘発需要をめぐって

> Y＝(＋,2＋,2＋)　軽度の胸焼けがあり，気持ち悪いので何とかしてほしいと思い，食道がんかもしれないと思った．
> Y＝(2＋,－,－)　階段から落ち頭を打ったが，日にち薬で治ると思い，脳内出血の可能性は低いと思う．
> Y＝(2＋,－,＋)　階段から落ち手を打ち，日にち薬で治ると思ったが，骨折しているかもしれないと思った．
> Y＝(2＋,－,2＋)　重度の頭痛であるが，薬は嫌いなのでいらないが，脳腫瘍ではないかは不安である．
> Y＝(2＋,＋,－)　重度な下痢であり，できれば直ってほしいと思うが，がんである可能性は低いと思う．
> Y＝(2＋,＋,＋)　下腹部が強く痛く，できれば直ってほしいと思い，大腸がんかもしれないと思った．
> Y＝(2＋,＋,2＋)　上腹部が痛く，できれば直ってほしいと思うし，父が胃がんで死んでいるので，そうでないかと不安になった．
> Y＝(2＋,2＋,－)　バイクでひっくり返り，足を強く打ち出血があり，治療しなければならないと思うが，骨折している可能性は低いと思う．
> Y＝(2＋,2＋,＋)　強い下腹部痛があり，尿にも血が出て，尿路結石かもしれないと思い，治療しなければならないと思い，膀胱癌の可能性があるかもしれないと思った．
>
> **出典**：筆者ら作成

ジには，大きな違いがあることも指摘しておきたい．日米の状況の違いというのは，通常の価格に相当するフィーや診療報酬といったものが，アメリカでは供給者によって比較的自由に設定できるのに対し，日本ではこれが公定されているという点である．したがってアメリカでは，医師誘発需要仮説は，図5-5のように説明される．図にあるように，当初は（P_1，Q_1）点で均衡するはずのものが，医師によって需要が誘発され，需要曲線がD_1からD_2にシフトし，価格も供給量もシフトとするというのがこの仮説である．他方で，もしある地域における医師数が増加すれば，そこで競争が起きて，価格が低下するはずであるという考えと対立する仮説として，この仮説が提起されてきた．この対立する仮説というのは「競争仮説」とも言うべきものである．

それでは，日本のように価格が公定されている国では，誘発仮説は成り立たないのだろうか？　価格が公定であっても，医師同士の間には，ある種の競争があるのか，ないのかという疑問が生じても不思議ではないはずである．そし

て医師の多くいたり，医療機関が多くある地域では，患者がかなり自由な選択をしているという点で，競争仮説の妥当性を信じてみたい気がする．

他方で，欧米と比べて，日本の患者は医師や医療機関から医療内容についての十分な説明を受ける度合いが少ないということがよく指摘される．じっさい，やや不十分で古いデータソースによるが，患者が医師と面接する時間は，平均的に欧米よりかなり短いという統計もある．

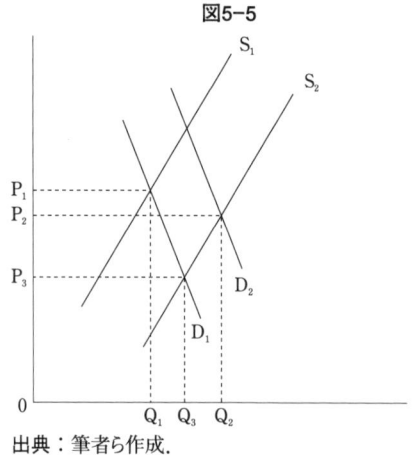

図5-5

出典：筆者ら作成．

もしそうであるとすれば，日本の患者は，どのような情報に基づいて医療機関や医師の選択をしているのであろうか？　このことに関しては，残念ながら適切な研究がない．筆者らが問題提起した「医学的医療需要モデル」は，このような問題に迫るためのものでもある．医師誘発需要仮説の日本での，適否は，このような複雑な患者の選択行動の解明から始まるべきであるものと思われる．

参考文献

Folland S, Goddman AC, Stano M (2003) *The Economics of Health and Health Care*. Pearson : Prentice-Hall.

Reinhardt U (1989) "Economics in Health Care : Saviors, or Elephants in a Porcelain Shop?," *American Economic Review*. 79 : 337-342.

Rice T (1998) *The Economics of Health Reconsidered*. Health Administration Press.

井伊雅子，大日康史（2002）『医療サービス需要の経済分析』日本経済新聞社．
田近栄治，佐藤主光（2005）『医療と介護の世代間格差』東洋経済新報社．

第6章　医療における競争と規制

遠　藤　久　夫

は　じ　め　に

　いずれの国も医療費支払方法と医療提供体制の双方に政府が介入している．わが国においても医療には多くの規制が課せられているが，これらの規制は制度疲労を起こしており，規制緩和により競争を促進させることが社会にとって望ましいという意見が台頭してきている．このような背景を踏まえて，第1節ではわが国における医療分野の規制にはどのようなものがあり，その規制の目的は何かということを整理する．その上でこれらの規制は一定の効果をおさめているものの，資源配分上の非効率を生じさせている側面があることを明らかにする．第2節ではこれらの規制を緩和することが医療のパフォーマンスを向上させるという「市場原理」主義的な議論を展望し，次いでこれらの議論の問題点を指摘する．

第1節　医療における規制のタイプと根拠

　一般に，市場に対して政府が介入する根拠としては，市場の完全性が満たされずに資源の効率的な配分が達成できない場合と所得分配政策の必要がある場合である．医療市場はこの二つの条件が共にあてはまる．医療は医師と患者間の情報の非対称性が非常に大きいという特性に加え，公的医療保険の介在により患者の自己負担額と受益したサービスの実際の対価とが一致しない．この二つの理由で消費者主権が有効に機能しないため，取引を市場原理に委ねても効率的な資源配分が達成されない「市場の失敗」のケースとなっている．このた

め，医療分野には安全性の確保を目的とした社会的規制だけでなくさまざまな経済的規制が存在している．また医療は健康や生命に深く関わるサービスであるため，所得の多寡によりアクセス上の格差が生ずることは望ましくないという強い社会規範が存在する．そのため医療費支払いに公的医療保険が介在し，医療費負担に対する所得再分配政策がとられている．

以下では医療費支払に関する規制と医療提供体制に関する規制について，その内容と規制の根拠を整理する．次いで，それらの規制が副作用として新たな非効率を生じさせている点について論ずる．

1　医療費支払に関する規制と根拠

医療費支払に関する主な規制としては「公的医療保険（強制加入と公定価格）」「混合診療の禁止」がある．

（1）　公的医療保険（強制加入と公定価格）

規制の内容

わが国は国民皆保険制度を実施しており，国民は何らかの公的医療保険に強制的に加入しなければならない．公的医療保険と私的医療保険の本質的な違いはこの強制加入にある．ドイツでは一定の条件を満たしている人は公的医療保険に加入することも脱退することも自由であり，公的医療保険の加入に対して条件付とはいえ任意制を認めている．しかし，このような国は例外的であり，公的医療保険の第一義的な特徴は強制加入だといってよい．第二の特徴は支払い額に公定価格が適用されることである．医療費のうち患者自己負担分を除いた金額は保険者から医療機関に支払われる．その場合の支払い額は医療機関が支払った実際の費用ではなく，あらかじめ決められた公定価格で支払われることになる．以下，強制加入と公定価格の根拠について論ずる．

規制の根拠

［強制加入］

医療の特徴として，医療需要の発生時期と需要量を患者が事前に予測するこ

とは困難であるという「需要の不確実性」がある．この性質から生ずる非効率性を改善させるためには医療保険が有効である．しかし需要の不確実性に対処するだけなら任意加入である私的医療保険でもかまわない．強制加入であることが必要な理由は医療へのアクセスの公平化という社会規範に応えるためである．任意保険ではリスクに応じた保険料を設定しないと保険財政が維持できないため，医療需要の大きな人ほど高い保険料が課せられる．一般に医療需要の高い人は所得が低い傾向があるため（遠藤・駒村，1999），任意保険では医療が必要な人に対して保険料負担が大きく，医療アクセスの公平性が阻害されかねない．これに対して公的医療保険は強制加入が可能であるため，リスクと無関係に保険料が設定できる．多くの場合，公的医療保険の保険料は応能主義の視点から所得に応じて保険料が設定されているため低所得者の医療アクセス上の不平等を招かない．

さらに医療の外部性の視点から見ても強制加入の医療保険は任意加入の私的医療保険より優れた面がある．強制加入の場合は，多くの国民が容易に医療にアクセス可能となるため，低所得者が加入しにくい私的医療保険の場合より感染症が蔓延することを抑制する効果は大きいと考えられるからである．また，一般の傷病であっても初期段階での治療タイミングを逸すると，完治するまでの患者の苦痛と総医療費が増加するケースも少なからずある．十分な検証は行われていないが，公的医療保険によって医療アクセスを容易にすることが，結果として経済的に効率的であるという考えもある．

[診療報酬の公定価格化]

医療機関に対する診療報酬を公定価格で支払う理由は次の通りである．医療機関が実際に負担した費用（から患者負担分を控除した金額）を保険者が診療報酬として医療機関に支払うという支払ルールは，一見すると市場価格で診療報酬を支払っているように見える．しかし，この場合，医療機関には費用を節約しようというインセンティブはなく，また患者は自己負担額が抑えられているため需要の価格弾力性は小さいため，医療のインプット価格を引き下げようという圧力は働かなくなる．そのため，このような支払い方式の下では医療イン

プットの実勢価格は高止まりすることになる．かつて一部の医療材料の保険償還価格を医療機関の購入価格で支払われていたが（都道府県償還価格方式），その対象となった医療材料の価格は高止まりしていたことが明らかにされている（遠藤，2000）．このように医療機関のインプットの実勢購入価格を保険償還価格とした場合に形成される価格は，市場価格をはるかに上回るものとなってしまう．それに対して，支払い単位ごとに公定価格を設定する場合，医療機関に公定価格と実勢価格の差を確保しようとして価格を引き下げようと行動するため，そこで形成される価格は，より市場価格に接近すると考えられる．

（2） 混合診療の禁止
規制の内容

混合診療禁止は一患者に対する一連の診療行為において保険診療と自由診療を併用することを原則禁止し，その場合は全ての費用が自己負担となるという規制である．混合診療禁止については法律上直接に規定されてはいないが，1984年の健康保険法の改正において特定療養費制度が設けられたことにより，厚生大臣の定める高度先進医療又は選定療養に核当しない保険適用外の診療は保険給付の対象とならないことが明確となり，結果的に混合診療の禁止の趣旨が明確となった．特定療養費とは患者ニーズの多様化や医療技術の進歩に対応して混合診療の例外として設けられたもので，これは保険対象外の診療行為であっても一定の条件を満たせば，その診療行為についてのみ自己負担して，同時に行われる保険医療は保険給付の対象となる，いわば「管理された混合診療」といえるものである．

2003年時点での主な特定療養費の対象は次の通りである．①特別の療養環境の提供（差額ベッド代，室料差額），②200床以上の病院における紹介なし初診料，③予約に基づく診療，④患者側の都合による時間外診療，⑤医薬品・医療用具の治験に関わる診療，⑥高度先進医療の提供，⑦200床以上の病院における再診，⑧薬事法承認後であって保険収載前の医薬品の投与，⑨180日超入院患者への特定療養費の給付．

特定療養費の対象となる理由は，当初は療養環境等の医療サービスの周辺部分で患者が適切に評価できるもの（①，③，④等が該当）と高度先進医療の提供（⑥）であった．高度先進医療は実験的な意味もあるため実施可能な医療機関が限定される．そのため利用者が限定されるので広く強制徴収する保険財源で賄うのは不適当だとして保険給付の対象からはずされてきた．しかし，特定療養費の対象の選定基準は徐々に柔軟になってきており，今日では医療政策ツールの一つとなってきている．たとえば，②は大病院志向の緩和を目的としたものであり，⑤は国内での治験を促進させるためのいわば医薬品産業や医療機器産業の新興政策だといえる．⑧は諸外国で発売されている新薬が国内で市場に出るのが遅いという批判に対応したもの，⑨は在院日数短縮化政策により早期退院を求められる患者の入院を継続したいというニーズに対応したものだと考えられる．

規制の根拠

混合診療の禁止の根拠は次のとおりである．情報の非対称性下では患者は適切な医療サービスの選択ができないため，必ずしも必要でない保険対象外のサービスであっても購入せざるを得なくなる可能性がある．混合診療が禁止されていれば，自由診療部分の費用と保険診療部分の費用の両方を患者は自己負担しなければならないため，自由診療の購入は抑制的となり，このような問題は生じにくい．

2　医療供給体制に関する規制

医療供給体制に関する規制には「医療職の免許制度」「医療機関の設置基準」「医薬品・医療機器の承認制度」「病床規制」「医療機関の非営利制約」「広告規制」がある．

（1）医療職の免許制度
規制の内容

他の専門職と同様に医師をはじめとする多くの医療職種は免許を必要とし，

職種ごとに行える業務が定められている．

規制の根拠

患者は医療サービスの内容を的確に評価できないため，資格をそのサービスを提供する最低限の能力があることを示すシグナルとすることにより，医療サービスの質を担保しようというものである．

（2） 医療機関の施設基準（人員配置基準・構造設備基準）

規制の内容

医療機関の開設や保険医療を行う上でクリアしなければならない人員配置基準と構造設備基準がある．人員配置基準とは病床当たりの医療従事者数の下限であり，構造設備基準とは病床当たりの部屋の広さや廊下の広さの下限を示す．これは医療機関の物理的な充実度の最低水準を担保する目的で行われる規制である．

規制の根拠

免許制度と同様に，医療の質を担保することを目的とした規制である．医療の質を評価する視点としては，医療機関の物的条件（「構造」と呼ばれる），診療内容（「過程」と呼ばれる），医学的転帰，患者満足（「結果」と呼ばれる）などがある．医療の目的は傷病を直すことであるから，医療の質を担保する上で望ましいのは「結果」あるいは「過程」を一定の水準に保つための規制を行うことである．しかし，医療効果の不確実性や医療の多様性を考慮すると，「結果」や「過程」を直接評価して規制することは難しく，現実的には「構造」を規制の対象として医療の質を担保している．

（3） 医薬品・医療機器の承認制度

規制の内容

医薬品や医療機器は生命や健康に直接影響を及ぼすものだけに製薬メーカーや医療機器メーカーが医薬品・医療機器等を製造する際，品質，有効性及び安全性確保の観点からの承認が必要である．承認審査には多くの基礎や臨床関係

の試験データが必要で，また販売後も有効性，安全性の視点から再審査が行われる．

規制の根拠

医薬品や医療機器の医学上の効果や安全性は患者のみならず医師や技師にも十分わからなく，情報の非対称性は非常に大きいと考えられる．したがって，市場に出る前に十分なデータを必要とされる．

（4） 病床規制

規制の内容

わが国では自由開業制が原則であったが1985年の第1次医療法改正により地域医療計画が策定され病院の病床数の規制が行われるようになった．地域医療計画は高度先進医療や難病などを除く一般的な医療は2次医療圏（2003年時点で全国で369医療圏が存在）で完結するような医療体制を整備するというものである．その後医療法は第4次まで改正されたが，医療圏を設定し必要病床（最近は基準病床と呼称）を定めるという規制の方向は変わらない．具体的には地域毎に必要病床数を設定し，それを超える新規開業や増床に対して勧告や保険医療機関の適用が受けられないといった措置がとられることになる．

規制の根拠

規制の根拠には以下の効率性と公平性の二つの視点がある．

①医療需要には，一定地域内の医師数や病床数が増えると医療費や入院率が上昇する傾向がある．この経験則の解釈としては，医師－患者間の情報の非対称性や患者自己負担額が少ないといった医療の特性を利用して，医師が自ら需要を作り出す「医師誘発需要」が生じている可能性や，病床が増えたことにより待ち時間が短縮され潜在的な入院需要が顕在化した可能性などが指摘されている．このメカニズムはともかく現実に人口当たりの病床数と一人当たりの医療費に相関が見られるため，医療費適正化の視点から病床数を適正な水準に保とうというのが第一の規制根拠である．

②第二の規制根拠は，病床規制により新規開院を希望する人が病床の少ない

地域に流入することを通じて病床の地域偏在を解消しようという，アクセスの公平性に関する要請に応えるものである．

（5） 医療機関の非営利制約

規制の内容

医療法により「営利を目的として，病院，診療所又は助産所を開設しようとする者に対しては，……第1項の許可を与えないことができる．」と規定されており，医業により獲得した利益の配当が禁止され，株式会社に代表される営利企業が病院を経営することが原則禁止されている．

規制の根拠

株式会社は出資者である株主が，制度上は企業の最高意思決定者である．株主は株主総会での議決権の行使や株式の売却を通じ，会社の経営陣が自らの利益の代理人として行動するように働きかけると考えられる．株主の目的は株価が上昇することであり配当が増加することであるから，株主からのガバナンスを通じて企業は利益を追求する．もっとも顧客がその企業が提供する商品の内容を正しく理解でき，顧客が商品の対価を全額自己負担し，価格が需給に応じて伸縮的に変化するのであれば，参入企業数さえ多ければ企業の利潤追求行動は顧客の求めるものを効率的に生産，供給することにつながり社会的に望ましい．これは経済学が教える市場原理のメリットである．しかし，医療は情報の非対称性が存在するばかりでなく，保険制度により患者の自己負担はサービスの実勢価格を下回り，医療機関への報酬の価格は公定価格で硬直的である．このような不完全な市場では，利潤動機が資源配分を効率化させる保証はない．むしろ医療に利潤動機が働くことは，医療の質の低下や過剰医療などの非効率を生むことに通ずる．そこで，出資者への利益配当を禁ずることにより，利潤追求圧力が現場の医師に働かないようにするのがこの規制の根拠である．

表6-1 医療における規制の根拠

規制内容		規制の根拠		
		効率性の視点		公平性の視点
		情報の非対称性による非効率の改善	その他	
医療提供に関する規制	免許制度	教育内容と業務独占を結び付ける		
	施設基準	医療の「構造」に対する質の維持		
	経営形態の制約	利潤動機の排除による機会主義の抑制		
	病院の病床規制	供給者誘発需要の抑制		地域偏在の解消
	広告規制	不適切な誘導を回避		
医療費支払に関する規制	医療保険への強制加入		早期治療による費用削減 外部性の高い疾病の治療	所得格差による医療アクセスの不平等の回避
	インプットの公定価格		インプット価格の上昇抑制	医療の質に差があるべきではないという理念
	混合診療禁止			所得格差による医療アクセスの不平等を回避

(6) 広告規制

規制の内容

　一般の企業広告でも独占禁止法等の規制が課せられるが，医療機関の広告に対してはさらに医療法等により広告対象事項が制限されている．企業広告では広告の対象，表現方法，手段は原則自由であり，問題がある内容，手段が個別に制限されるネガティブリスト方式であるが，医療における広告はポジティブリスト方式であり許可された項目だけが広告可能で，それ以外の項目の広告はできないことになっている．1990年頃までは，広告対象は医療機関名と所在地，診療科名と医師名，診療日時，入院設備の有無などに限られていた．

規制の根拠

　広告がマーケティング戦略の一環である以上，虚偽広告の可能性や巧みなイメージ広告によって消費者を不適切に誘導する可能性があるため，広告内容や

手段などに業界の自主規制を含めた様々な規制が加えられている．医療の場合，サービス内容を患者が適切に評価できないことに加え，健康や生命に直結していることを考慮して，広告による不適切な誘導を回避するためにより厳しい広告規制が行われてきた．

これまで述べてきた諸規制とその目的についてまとめたものが表6-1である．

3 規制が生み出す非効率

このように医療に対する規制は，市場の失敗による非効率の改善とアクセスの公平性の視点から課せられている．しかし，この規制が新たな非効率を生じさせているという指摘がある．一般に規制は経済的規制と社会的規制とに分類することができる．市場の失敗が明らかな領域では，市場の自由な取引に委ねておいたのでは，財・サービスの適切な供給が行われない．この場合，供給者の健全な発展や消費者の利益を図る目的で政府が参入者の資格や数，生産量や価格等を直接規制することがある．これが経済的規制である．これに対して社会的規制は，例えば，消費者の安全・健康の確保，自然環境の保全，災害の防止等を目的として，財・サービスの質やその提供に伴う活動に一定の基準や制限を課したりすることである．もっとも規制の多くは経済的規制と社会的規制の両方の目的が複合しており，規制をこのどちらかに明確に分類することは必ずしも容易でないのも事実である．

医療に関する諸規制のうち明らかに社会的規制だと思われるものは医療者の免許制度，医療機関の設置基準，医薬品・医療機器の承認制度であろう．それ以外の規制は患者の安全や医療効果の視点から課せられているが，同時に参入制限などの側面もあり経済的規制の特徴をもつ．明らかな社会的規制だと思われる免許制度，設置基準，承認制度は多くの先進国で存在しており，医療の質の保持する上で必要だととらえられている．そのため，これらの規制を大幅に緩和すべき，撤廃すべきという意見はほとんどない．一方，経済的規制として

第1節　医療における規制のタイプと根拠

の特徴が鮮明なのは，混合診療の禁止，病床規制，広告規制，営利病院の参入禁止などであるが，これについては医療に非効率をもたらしているとして撤廃も含めた大幅な規制緩和を要求する声がある．以下でその論点を整理する．

（1）　混合診療禁止がもたらす非効率性

　混合診療禁止が非効率を生じさせる根本的な原因は，診療報酬の価格設定が不完全であることに尽きる．公定価格に基づく資源配分は市場価格に基づく資源配分より非効率となる可能性が高いことはよく知られている．混合診療の禁止が資源配分上の非効率を生じさせる理由は以下の三つに集約できる．

公定価格がコストを反映していない

　第一は診療報酬の価格にコストが適正に反映されていないことから生ずる問題である．現行の診療報酬の価格決定のプロセスでは，医療機関が負担したコストを公定価格に正しく反映させているとはいえない．公定価格の設定（改定）の際，実際に把握しているコストは，医薬品と特定保険医療材料（カテーテルなど一回ごとに使い切る医療機器）の医療機関の購入価格，および医療機関が検査を外注する際の外注費だけである．医療機関のコストの中で大きなウェイトをもつ医療従事者の人件費を，医療サービス単位（例えば初診，再診，手術，検査など）で把握するといったことはされていない．したがって医療サービスごとに収益率に違いがあり，中には赤字の医療サービスも存在する．一方，医療経済実態調査により医療機関全体の収入とコストは把握されており，診療報酬全体では医療機関の平均収益が大きく赤字に転落しないように配慮されている．つまり現行の公定価格の設定方法では，黒字，赤字の医療行為が混在しているが医療機関内部で相互扶助されて医療機関とすれば大きな赤字にならないような価格に設定されている．しかし，医療サービスごとの収益に大きな格差があれば，不採算の医療サービスの提供を抑制するといった，医療サービス提供上のひずみを生じさせかねないという批判である．

技術向上のインセンティブの欠落

　第二の理由は，診療報酬の価格体系や支払方式が医療技術を向上させるイン

センティブとなっていない点である．疾病の種類に関係なく初診料，再診料が一律であることや医師の経験年数や技能とは無関係に診療報酬が設定されていることは医療技術の向上に対するインセンティブにはなっていない．

保険収載までのタイムラグの問題

　第三の理由は保険適用までのタイムラグに関するものである．新薬や新しい医療技術が登場してから保険適用になるまではタイムラグがあり，混合診療禁止制約の下では，保険収載以前にこの新薬等を使用した場合，新薬の費用だけでなくすべての医療費を患者が負担しなければならない．このように混合診療の禁止が新技術へのアクセスを阻害していると指摘する．

（2）　病床規制がもたらす非効率性

　病床規制が非効率を生じさせるという批判の第一は，病床規制は典型的な参入規制であり，これにより患者のニーズに十分応えていない医療機関が温存され，患者の利便性を低下させているというものである．さらに病床規制のもう一つの目的である医療提供体制の地域格差の縮小に，この規制がどの程度貢献しているのかも不確かであり，この視点から病床規制の存在意義を疑問視する声もある．

（3）　広告規制

　わが国の医療の特徴の一つとして患者が医療機関を自由に選択できることがあげられる．その意味ではわが国の医療は競争的だといえるが，一方で医療機関や医師に関する情報が入手しにくいため合理的な医療機関選択が妨げられているという指摘がある．情報が不十分であることの理由のひとつとして広告規制がある．広告は広告主が自らに都合の良い情報のみを開示するという側面は否定できないが，その危険性を過度に強調しすぎて広告可能項目をあまりに限定していると批判されている．

（4）営利病院参入禁止

多くの外国で認可されている営利病院を禁止することは，株式発行による資本市場からの資本調達の道を閉ざすことであり，また企業の持つ顧客重視の発想や効率的な管理手法が医療現場に導入されることを抑制することである．多様な属性をもつ医療機関が市場に参入して競争が展開することこそ医療の質の向上につながるのであり，営利病院の参入禁止はそれを阻害しているという批判である．

第2節 「見える手」vs「見えざる手」

第1節の議論をまとめると，医療に課せられた規制は患者の利益を擁護する目的で設けられた規制であるが，副作用として医師または医療機関の間の競争が抑制され患者の便益を阻害している面もみられるというものである．この問題の解決方法として，経済的規制を緩和することにより，医療供給サイドには医療の質をめぐっての競争をもたらし，一方で患者には合理的な選択が可能になるような環境整備を促すことにより，医療の質は向上するという考えが台頭している．いわば医療システムの行動原理を市場原理にシフトさせるべきという処方箋である．

第2節では，まず市場原理の処方箋の概略を示した後，具体的な政策メニューとして示されている「情報開示の進展」「保険者機能の強化論と課題」「混合診療の解禁と課題」「病床規制の撤廃とその課題」「営利病院の参入の課題」について議論する．

1 医療の市場原理シフト

医療システムの行動原理を市場原理にシフトさせるべきという処方箋の基本骨格は，①消費者主権の確立②価格メカニズムの導入③競争の促進，という視点から展開されている．

（1） 消費者主権の確立

　消費者主権の確立とは，医療機関や医療内容の選択に際し，患者自身の意思がより明確に反映されることが患者の便益の向上につながるという考えである．具体的には，情報開示を促進して情報の非対称性を低下させることと，保険者を患者の利益の代理人とすることにより医師―患者間の情報格差，交渉力格差を是正しようというものである．

表6-2　医療に関する情報の種類と機能

情報の機能		情報の種類
医師・医療機関選択に必要な情報		広告　第三者評価
医療内容に関する情報	医療の決定に関与するために必要な情報	インフォームド・コンセント
	医療内容を確認するために必要な情報	診療情報

情報の開示

　医療に関して患者が必要とする情報は医師・医療機関の選択の際に必要とされる情報と，医療内容に関する情報とに大別される．さらに医療内容に関する情報は，患者が医療の決定に関与する際に有益な情報と，行われた医療内容を患者が確認する上で必要な情報とに分かれる．表6-2はこの関係を示している．医療機関や医師を合理的に選択するためには，広告規制の緩和，第三者医療評価の強化などが考えられる．また医療内容に関する情報の開示は診療情報の開示やインフォームドコンセントの充実である．

拮抗力としての保険者機能の強化

　情報の開示が進んでも医師―患者間の情報の非対称性や交渉力格差は解消しないと考えられるため，消費者主権を強化するもう一つのアイデアとして保険者を患者の利益の代理人として医療サイドと対峙させるというものがある．拮抗力としての保険者機能の強化論である．

(2) 価格メカニズムの導入

先に示した「公定価格の失敗」として現行の診療報酬が有している三つの課題，すなわち①公定価格がコストを反映していないため医療サービスの提供に歪が生ずる，②診療報酬が医療技術の向上のインセンティブになっていない，③新技術が保険収載される間に新技術を利用する場合の自己負担額が大きい，という課題は混合診療を解禁して価格メカニズムを導入することにより解決するという主張である．

(3) 競争の促進

競争の促進により医療の効率化が図れるという視点から，参入障壁を引き下げて参入者を増やすべきだという主張である．具体的には病床規制の撤廃と営利病院の参入を認めることである．

2 情報開示の進展

医療の情報開示の推進を否定する合理的な理由は存在せず，医療に関する情報をより積極的に開示すべきということはほぼ社会的な合意が形成されていると思われる．事実，1990年以降，医療に関する規制緩和の中で広告の規制緩和は最も進んだ領域といえる．さらに第三者評価や診療情報の開示も着実に進展している．

(1) 広告規制の緩和

広告規制が患者の合理的な選択を阻害しているという視点から，第2次医療法改正（1992年）以降，広告規制の緩和は進み2002年の第4次医療法改正およびそれに伴う告示により現在は表6-3に示す項目の広告が可能になっており，消費者の必要な情報の大半は広告可能になっていると考えられる．もっとも，広告可能な項目を示すポジティブリスト方式から，原則はすべてを広告可能とし，その中から広告できない項目を示すネガティブリスト方式に転換することを求める声もあがっており，広告の規制緩和はより進んでいくと考えられる．

(2) 診療情報の開示

[インフォームドコンセント]

インフォームドコンセントについては，従来から医療法で「医師，歯科医師，薬剤師，看護婦，その他の医療の担い手は医療を提供するに当たり，適切な説明を行い，医療を受ける者の理解を得るよう努めなければならない」という努力規定としては記されており，第3次医療法改正（1997年）において医療提供者の義務として位置づけられた．平成11年受療行動調査（厚生労働省）によれば，説明（詳しい説明＋簡単な説明）を受けた人は外来85％，入院86％に達し，そのうち説明がわかった（よくわかった＋大体わかった）人は79％であった．また説明の有無を平成11年と平成8年とで比較すると，外来，入院とも簡単な説明の割合が低下し，代わりに詳しい説明の比率が上昇していることがわかる．このように医療現場においてもインフォームドコンセントの実施は一定の水準で進んでいると考えられる．

しかし一方で，ていねいに時間をかけた説明に対する経済的評価を得るべく外科系学会社会保険委員会連合（外保連），内科系学会保険委員会連合（内保連）がそれぞれインフォームドコンセントの医療保険による報酬評価を要求しているが，未だ実現していないのが現状である．

[カルテ開示]

カルテ開示は医事訴訟が増加する過程で原則として患者の要請があれば開示するという機運は高まっている．1990年代に入ると具体的な対応がとられるようになった．1999年の医療審議会「医療提供体制の改革について（中間報告）」において「医療従事者が，患者への説明の一環として，診療録等の診療情報の患者への提供を積極的に行なっていくとともに，患者が診療記録の開示を求めた場合には，原則として診療記録そのものを示していくことが必要である．」とカルテ開示の必要性を明確に示した．これを受けて同年日本医師会は「診療情報の提供に関する指針」を策定し，原則的に患者本人に診療記録を開示するという方針を示した．実際カルテ開示を行う医療機関は増えてきている．2002年に厚生労働省が日本病院会会員病院(2,614施設)に対して行った「診療情報

表6-3　医療法上広告可能な主な項目　　　（2004年1月現在）

- 医師または歯科医師である旨
- 診療科名
- 病院または診療所の名称，電話番号，所在地
- 常時診療に従事する医師または歯科医師の氏名
- 診療日または診療時間
- 入院設備の有無
- 紹介をすることができる他の病院または診療所の名称
- 診療録その他の診療に関する諸記録に係る情報を提供することができる旨
- 保険医療機関，救急告示病院，労災保険二次健診等給付病院または労災保険二次健診等給付診療所等である旨
- 厚生労働大臣の定める施設基準（基本診療料・特掲診療料・老人特掲の施設基準）に適合する保険医療機関である旨
- 指定居宅サービス事業者または指定介護療養型医療施設である旨
- 日本医療機能評価機構が行う医療機能評価の結果
- 予約診療の実施
- 休日診療の実施
- 往診の実施
- 在宅医療の実施
- 訪問看護に関する事項
- 健康診査の実施
- 保健指導または健康相談の実施
- 予防接種の実施
- 薬事法に基づく治験に関する事項
- 特別の療養環境の提供，診療時間以外の時間における診療等
- 費用の支払方法または領収に関する事項（使用可能なクレジットカード種類等）
- 医師または歯科医師の略歴，年齢および性別
- 医師，歯科医師，薬剤師，看護婦その他の従業員の員数
- 病床数または病室数
- 共同利用をすることができる医療機器に関する事項
- 病室，機能訓練室，食堂または浴室に関する事項
- 対応することができる言語
- 医療機関に併設されている介護老人保健施設または医療法人の行うことができる業務に関する施設の名称
- 紹介することができる他の指定居宅サービス事業者，指定居宅介護支援事業者，指定護老人福祉施設，指定介護療養型医療施設または介護老人保健施設の名称
- 駐車設備
- 専門医資格のある旨
- 治療方法と手術件数
- 平均在院日数，病床利用率，疾患別患者数
- セカンドオピニオンの実施の有無
- 患者相談窓口の設置
- 症例検討会の開催，クリティカルパスなどの入院診療計画の導入
- 医療安全管理体制
- 電子カルテの導入
- 理事長の略歴，
- 外部監査，ISO の認証

の開示・提供に関するアンケート調査」(回答率約25％) では,「日常的に診療情報の提供を行っている」が64.3％,「行っていない」が24.8％であった. さらに2003年には厚生労働省が「診療情報の提供等に関する指針」を作成し,「医療従事者等は, 患者等が患者の診療記録の開示を求めた場合には, 原則としてこれに応じなければならない.」と開示の姿勢をより鮮明にした.

　しかし, カルテ開示を法制化することには, 主として医療サイドから, カルテ開示は医療提供者と患者との信頼関係に影響を与えるものであるため, 法的強制にもとづくよりも, 医療提供者側の自主的な開示努力の中で開示実績の浸透を図るべきであるとして反対している. ところがカルテ開示の個別法制化の議論とは別に個人情報保護法が2003年に成立したことにより医療機関の大半は本人からの求めに応じて, 原則として診療記録を開示する義務を負うこととなった.

(3) 第三者評価

　わが国の代表的な医療に関する第三者評価機関は日本医療機能評価機構である. ここの評価を受けることを希望する病院は評価料金を支払って受審申込みを行うことになる. 2005年10月現在, 受審の結果「認定病院」となった病院が1,794病院存在し, これは全病院の約2割に相当する. 最近, 受審病院が増加しているが, その理由は医療機能評価機構の認知度が高まったことに加え, ①2002年の診療報酬の改定の中で,「緩和ケア病棟入院料」「新設緩和ケア診療加算」「外来化学療法加算」の3項目の診療報酬を得るためには日本医療機能評価機構の評価を受けていることが要件となったことにより, はじめて診療報酬と医療機能評価機構の評価が関連付けられたことと, ②第4次医療法改正に伴う広告の規制緩和により, 日本医療機能評価機構が行なう医療機能評価の結果を広告することが可能になった, という二つのことが大きな理由だと考えられる.

　このように医療に関する情報の開示は着実に進んでいるが厚生労働省の「診

療に関する情報提供等のあり方に関する検討会」座長の大道久氏は，医療に関する情報の開示は改革途上であるが一定の進歩を見ていると総括したうえで，必要な情報が十分に提供された場合でも，患者が自己決定することは必ずしも容易ではない点が医療の特質であり，情報を有効活用できる相談機能や調整機能こそが重要であることを強調している（大道，2003）．

3　保険者機能の強化論と課題

（1）保険者による直接契約

　1957年の厚生省保険局長通知により保険医療機関と保険者間の個別契約を禁じられていたため，保険者はすべての保険医療機関に対して共通の条件で診療報酬支払を行わなくてはならなかった．保険者機能の強化とは保険者と医療機関が個別の条件で契約を結ぶことを認めることにより，保険者の医療機関に対する交渉力を増強しようというものである．このような主張の背景には，医療機関に対する影響力を増したアメリカの私的医療保険の一種であるマネジドケア保険の台頭やドイツの疾病金庫と医療機関との直接契約などの先例が影響していると考えられる．規制緩和の要請の中で2003年の保険局長名通知により，わが国でも条件付で保険医療機関と健康保険組合間の個別の保険診療サービス提供契約が認められた．条件とは個別契約により患者のフリーアクセスや受療の公平性が阻害されないようにと設けられたもので，主なものは，①被保険者の契約医療機関以外の受診を制約しない，②契約医療機関は当該被保険者を優先的に取り扱わない，③契約医療機関は診療科目を減らさない，④契約医療機関への受診を誘引する契約を認めない，⑤現行の診療報酬点数表の範囲外のものに関する個別契約は認めない，⑥被保険者の平等を害する契約は認めない，⑦一部負担金のみを減額するといった保険療担規則に反する契約は認めない，といったものである．この規制緩和によって現在のところ医療界に大きな変化は見られないが，新たな一歩が踏み出されたことは確かである．

（2） 直接契約の課題

保険者と保険医療機関との個別契約の解禁は，競争原理を通じて医療の効率化につながるという期待がある．しかし，先に示した条件が緩和されて，より自由度の高い直接契約が認められた場合は，次のような課題が生ずると考えられる．

取引コストの上昇

統一された支払ルールで全国に点在する医療機関と保険者の取引を支払基金という単一組織が取り扱うのに対し，個々の保険者と医療機関が個別交渉するのであればそのコストは上昇する可能性がある．また保険者ごとにルールの異なる請求作業を行わなければならなければ病院の管理費用も上昇する．このことは多様な私的医療保険のウェイトの大きなアメリカの保険関係の管理費用が著しく高いことによって裏付けられている．

公平性への危惧

保険者ごとに利用できる医療機関が異なったり，患者の自己負担額が大きく異なることは，共通の基準で保険料を徴収している国民皆保険制度の下では公平性を欠くという懸念がある．この懸念に対処するために先の局長通知では条件を課しているが，より保険者機能を強化するという立場をとればこの条件が緩和されることも考えられる．その場合，被保険者は保険者を自由に選択できないという現状では，財政的に豊かな保険者とそうでない保険者では契約内容が異なることが考えられ不公平を生じさせる．したがって保険者に医療機関と個別に契約する権限を付与する場合，被保険者も保険者を自由に選択できなくてはならない．自分が満足いかない契約を医療機関と結んでいる保険者から脱退して他の保険者を選択できることが必要である．その際，保険者間のリスク構造の格差が問題となる．ドイツは1993年の医療改革で被保険者が疾病金庫を自由に選択できるようにした．しかし，同時に，被保険者の所得や年齢構成等（リスク構造）に相違があるため，疾病金庫の経営努力の程度ではなくリスク構造上の有利不利が競争の結果を左右しかねないとして疾病金庫間での財政調整（リスク構造調整）が行われた．このように，わが国でも保険者の個別契約を本

格的に実施するのであれば，被保険者の保険者選択の自由と保険者間のリスク構造調整が必要なのである．これはエントーベン（Enthoven, A. C.）が「管理された競争」と呼んだ，保険者が医療サービスの質と保険料を巡って被保険者の獲得競争を行い，医療の効率化を図ろうとするスキームであり，わが国への適用についてもいくつかの考察がある（田近・菊池，2003；福田，2003）．

医療の質の評価

保険者が医療機関から入手できるデータはレセプトが中心であるが，レセプトだけではその医療機関の提供している医療サービスの質を評価することは困難である．医療サービスの質を適切に評価できない場合，医療費によって評価することが優先され，「安かろう悪かろう」という医療に傾斜することも考えられる．アメリカでは同僚審査機構（PRO）等の評価機関による診療内容審査（utilization review）が，医療の費用と質に対する適正性を評価することにより，一定の効果をあげている．わが国においても，保険者が適切に医療の質を評価する手段を開発することが課題となろう．

以上のような課題があることを考慮すると，保険者機能の強化は，①患者教育や医療相談窓等による患者主権の確立支援，②疾病予防の推進，③医療サービスの質が向上するようなインセンティブの医療機関への提供，という施策を中心に展開することが現実的だと考える（遠藤，2003）．

4　混合診療の解禁とその課題

混合診療解禁論は「公定価格の失敗」を価格メカニズムで補完することにより，患者ニーズの多様化や医療技術の高度化に適切に対応することが可能になるというものである．公定価格体系の硬直性を補完する意味では混合診療解禁論には一定の合理性が認められるが，混合診療を無制約に認めることに対して次のような課題がある．

（1） 低所得者の医療へのアクセスビリティの低下

　混合診療の解禁は医療現場に無制約に自由診療が入ることにより患者自己負担は増加すると考えられる．経済的に余裕のある人が納得して自由診療サービスを選択するのであれば，低所得者の医療アクセスを低下させるものではない．しかし，そのような保証はない．混合診療は新技術を中心に保険収載される誘因を低下させると考えられるので，必需性が高く選択の余地の少ないサービスまでもが自由診療として提供される可能性は高くなる．その場合，低所得者の自己負担は増えざるをえず，医療アクセスが高所得者と比較して不利になるのである．

　遠藤・篠崎（2003）は全国消費実態調査のデータを利用して所得階層別の患者の自己負担の実態を調査した．彼らは自己負担額／家計所得の値が増加する場合と逆進性（自己負担額／家計所得の値が低所得者のほうが大きい状況）が進む場合に低所得者の経済的な医療アクセスが不利になると考え，これらの経年変

表6-4① 自己負担額／家計所得の推移　　（単位：％）

年	①（②+③）外来医療費	② 医科外来医療費	③ 歯科外来医療費	④ 入院費	①+④ 外来＋入院	⑤ 薬剤費
79	0.80			0.19	0.99	0.30
84	0.63			0.17	0.80	0.33
89	0.61	0.40	0.21	0.17	0.78	0.34
94	0.58	0.39	0.20	0.18	0.76	0.35
99	0.69	0.49	0.20	0.25	0.94	0.42

出典：遠藤・篠崎（2003）

表6-4② カクワニ指数の推移（負値で絶対値が大きいほど逆進性が高い）

年	①（②+③）外来医療費	② 医科外来医療費	③ 歯科外来医療費	④ 入院費	①+④ 外来＋入院	⑤ 薬剤費
79	−0.174			−0.211	−0.181	−0.159
84	−0.177			−0.272	−0.197	−0.152
89	−0.238	−0.298	−0.123	−0.231	−0.236	−0.175
94	−0.233	−0.301	−0.099	−0.257	−0.238	−0.201
99	−0.231	−0.283	−0.105	−0.273	−0.242	−0.195

出典：遠藤・篠崎（2003）

化を分析した．その結果，表6-4に示すように入院医療については1980年代以降，自己負担額／家計所得の値の増加と逆進性の進展（カクワニ指数が負で絶対値が大きいと逆進性が高い）が同時に生じており，低所得者の経済的な医療アクセスは経年的に高所得者より不利になっていることを明らかにした．その上で，このような状況下では無制約な混合診療の解禁ではなく，管理された混合診療である特定療養費制度の拡大によって対処するのが望ましいと主張する．

（2） 医療技術のチェック機能の低下

　新しい医薬品や医療機器を保険収載するためには，それ以前に薬事承認を得る必要がある．薬事承認の審査プロセスでは医薬品や医療機器の有効性や副作用，安全性などがチェックされる．それに対して，新しい医療技術（新しい手術の方法等）が保険収載される場合は，薬事承認のように当該技術を専門的に評価するプロセスは存在せずに，直接保険収載のプロセスに入ることになる．具体的には，中央社会保険医療協議会（中医協）の下部組織である診療報酬調査専門組織医療技術評価分科会で申請者（医師）が当該医療技術の成績について報告し，そこでの検討結果を踏まえて中央社会保険医療協議会で審議されることになる．このように新しい医療技術は保険収載のプロセスが技術内容のチェックを兼ねていることになるが，自由診療ではこのプロセスが必要ないため混合診療が容認されるとこのチェック機能が低下することにつながる．

（3） 診療報酬設計の改善による問題解決

　混合診療解禁の大きな理由として診療報酬が合理的に設計されていないという，いわば「公定価格の失敗」がある．これを市場原理によって補完しようというのが混合診療解禁論であるが，医療アクセスの公平性に懸念がある市場原理へ一気に移行するのではなく，問題となっている診療報酬の設計を改善することによって「公定価格の失敗」の改善を優先すべきだという考えもある．これらのことを背景に，より科学的，合理的に診療報酬を決定するために2000年に薬価専門組織と保険医療材料専門組織が，2003年に診療報酬調査専門組織

(4部会)がそれぞれ中医協の下に設置された.とくに「公定価格の失敗」としての代表的な二つの批判,すなわち「公定価格が実際のコストを反映していない」という批判と「医療技術の評価が不適切である」という批判に対して,それぞれ診療報酬調査専門組織の運営コスト調査部会および同医療技術評価部会で専門的に検討されている.

(4) 特定療養費の拡大による対応と今後の課題

　2005年12月の規制改革担当大臣と厚生労働大臣の基本合意により,混合診療の全面解禁ではなく,特定療養費の拡大を中心に対応する方向でとりあえずの決着を見た.そこでは,規則改革・民間開放推進会議等が混合診療解禁の根拠として例示した課題を,全面解禁の根拠としてとらえるのではなく個別の問題としてとらえ,それらの問題を個々に特定療養費の対象とすることで対応した.

　[課題①] 新薬が国内で承認されるまで時間がかかり,欧米で承認されているのに,全額自己負担でないと使えない.
　[対応策]
- 患者の要望や海外の承認動向の的確な把握および医薬品の科学的評価を行う検討会を設置し,必要な医薬品であれば確実に治験に繋げるようにする.また,不採算などを理由に製薬会社が治験を行わない場合,医師主導の治験が行いやすいように支援体制を整備する.
- これまでも治験は特定療養費の対象であったが,治験の終了以降,保険収載されるまでの期間は対象外であったため,この期間も特定療養費の対象とし,治験が開始されれば制度的に切れ目なく保険診療との併用を可能とする.

　[課題②] 新技術が高度先進医療として認められるまで時間がかかる.高度先進以外の技術については,保険導入のための手続きがよく分からない.
　[対応策]
- 「必ずしも高度でない先進技術」について,保険導入の前段階として保険診療との併用を認めるとともに,高度先進医療を含めて保険導入の手

続きの透明化・迅速化を進める．
- 高度先進医療の場合，当該技術を特定療養費の対象として行うことができる医療機関は，個別に審査・許可されるため，医療機関数が極めて少なく，患者の利用が大きく制限されるのに対し，「必ずしも高度でない先進医療」については，技術毎に基準を設けて，その基準を満たす医療機関であれば自動的に特定療養費の対象とし，患者の利便性を高める．また，将来的には高度先進医療においても同様の方法に変更する．

［課題③］保険により回数制限が設けられている医療行為は，全額自己負担しないと追加利用ができない．

［対応策］制限回数の根拠を再検討し，一定のルールで保険診療との併用を認める．また医学的根拠があるものは保険導入を検討する．

このように混合診療解禁論については特定療養費制度の拡大でとりあえずの決着をみた．

公的医療保険の存在意義の一つが所得の低い人や病気がちの人でも安心して受療できるようにするためであることを再確認し，あくまでも，①患者が正しく評価・選択できる領域，②アメニティなど原則として医療の本体部分ではない領域，③医療の本体部分であっても，代替可能な保健医療が存在する領域，④予防に関連する領域，などに領域を絞って特定療養費の対象として対応するのが望ましい在り方だと考える．

5　病床規制の撤廃とその課題

病床規制は既存病床の既得権益化による新規参入の阻害であるとして，規制の撤廃を求める意見がある．また，診療報酬支払方式を包括支払制に移行することにより人口当りの病床の増加による医療費上昇を抑制することが可能だと指摘する．この主張は理論的には一定の説得力はあると考えられるが，次の二つの理由で病床規制の完全撤廃に対しては慎重に対応すべきだと考える．

第一の理由は，現状ですべての医療機関に対して包括支払い制を適用することは困難であり，またその場合の医療の質に及ぼす影響についての検討が必ず

しも十分でないことである．

第二の理由は，もっと本質的なものである．病床規制の目的のひとつは，医療提供体制の地域格差を縮小することであった．しかし，現行の病床規制は，全病床数の増加を抑制する効果はあったが，地域格差の是正に対する効果は十分ではないと指摘されている．

たとえば泉田(2003)は実証分析の結果，①無医地区数は1978年1,750地区，1989年1,088地区，1999年909地区と減少傾向にあるものの解消されていない，②人口当りの病院病床数が高い都道府県でも無医地区数は少なくないことを示し，病床規制が無医地区解消という目的に対しては有効に機能していないと結論付けている．

一方，2004年の診療報酬改定では医療機関ごとに手術件数の基準が設けられ，手術件数がこの基準を満たした場合は手術に係る診療報酬が加算されることになった．また，「管理された混合診療」ともいえる特定療養費の対象は拡大傾向にある．これらの制度変更は，患者数が多く，住民の所得水準が高い大都市での医療機関経営を相対的に有利にすると思われる．このような状況下において，病床規制を撤廃することは，病床の地域格差を拡大させることにつながることが予想される．病床規制を参入障壁による非効率の温床ととらえるだけでなく，医療供給体制の地域格差の縮小を図るという視点から再構築することが必要ではないだろうか．

6　営利病院の参入の課題

先進国では一部の北欧の国を除けば営利病院は認められている．したがって医療における競争促進のために営利病院の参入を認めるべきである，という意見がある．しかし営利病院参入には以下のような課題があり，営利病院の参入によって医療システム全体の費用対効果が向上するという議論は必ずしも適当ではない．

（1） ヨーロッパの営利病院は小規模なもの

　ヨーロッパの営利病院の大部分は非営利病院より規模が小さく，上場などしていない個人商店というようなものである．非営利病院は税制上の恩典や補助金の対象となるなど優遇措置があるため一定の条件をクリアしないと「非営利資格」を得られない．この条件をクリアできない病院や非営利病院に対して適用される規制を回避したい病院などが営利病院の形態をとっているものである．したがってこれらの病院では営利病院の参入推進論にある，企業の顧客重視志向が医療現場に活かせるとか，市場からの資本調達が可能である，といった株式会社のメリットが発揮されることもない．

（2） アメリカの営利病院の費用対効果は高くない

　株式会社のメリットを生かして，株式を上場し，大規模のチェーン展開しているのはアメリカの investors-owned hospital（以下営利病院）と呼ばれている病院である．アメリカでは営利病院の提供する医療について非営利病院との比較研究が数多く行われたがそのうち代表的な論文をサーベイした結果は概ね以下のようなものであった（遠藤, 1996；医療経済研究機構, 1997；遠藤, 1998）．
　1）明確な医療の質の違いは認められない．
　2）営利病院の医療コストが非営利病院より低くはない．
　3）利益率は営利病院の方が高い．
　4）営利病院は非営利病院よりクリームスキミング（良いとこ取り）的行動が見られる．具体的には，不採算な医療提供の抑制，支払能力の乏しい患者の入院の抑制，経営上の好立地での開院などである．
　またこの他にも1人当りメディケア（老人向け公的医療保険）の費用が営利病院の方が非営利病院より高いという報告もある（Silverman, 1999）．このように少なくともアメリカの比較研究からは営利病院が非営利病院より費用対効果や公平性の視点から優れているというエビデンスはあまり見られない．

（3） 資金調達上の不公平

　またアメリカやヨーロッパにおける民間非営利病院は税制上の優遇があり，補助金の対象となっている．このことにより民間非営利病院は，資本市場から資金調達が可能である営利病院に対して資金調達上の拮抗力を持つことになる．営利病院参入推進論の中には医療の質を巡る競争を通じて所有形態にかかわらず費用対効果が高い病院が生き残ることになるので，所有形態にこだわらずにともかく競争させてみればよいという意見もある．しかし，わが国の医療法人は営利企業並の課税であるし補助金もほとんどない．このような状況下では既に上場している企業が子会社（あるいは一部門）として病院経営する場合は資金調達上のメリットが医療法人病院より格段に大きい．このような制度格差を容認するためには，上場企業が病院経営する方が小規模な医療法人で供給される医療より国民にとって望ましいということが説得されなくてはならないだろう．

　いずれにせよ営利病院を認めている国でも，医療改革の政策メニューとして営利病院の振興を挙げている国はないことからも，医療の問題解決にはあまり意味のない議論のように思われる．

お わ り に

　わが国の医療システム，あるいは医療に対する規制体系が時代の要請に応じきれなくなってきている．しかし，その解決策として規制緩和を推進して医療に市場原理を導入することが有効な処方箋だとする市場原理推進論と，医療は本来的に市場の失敗のケースであり，かつ公平性の維持という公的介入を必要とするシステムであるから，市場原理へのシフトも自ずと限界があり，規制体系を修正することを主たる対応策とすべきだという考えが対立している．医療問題の解決には「市場原理か計画原理か」という大上段に構えることは必ずし

も生産的でなく，個別課題ごとに市場原理と計画原理をどのように組み合わせることが相互補完性を発揮させることができるのかという点を慎重に検討していくことが重要である．

参考文献

Elaine M. Silverman, and others（1999）"The Association between For-Profit Hospital Ownership and Increased Medicare Spending" *N Engl J Med.* 341: 420-426.

泉田信行（2003）「病床の地域配分の実態と病床規制の効果」『季刊　社会保障研究』39(2)：164-173.
医療経済研究機構（1997）『医療機関経営と非営利性に関する研究（委員長　遠藤久夫）』．
遠藤久夫（1996）「営利法人の病院経営のパフォーマンスに関する一考察」『医療経済研究』3：57-73.
遠藤久夫，駒村康平（1999）「公的医療保険と高齢者の医療アクセスの公平性」『季刊　社会保障研究』35(2)：141-148.
遠藤久夫（1998）「医療における市場原理と計画原理の相互補完性」『医療と社会』8(2)：183-206.
遠藤久夫（2000）『新医療用具の保険償還価格設定のあり方に関する研究』厚生科学特別研究事業報告書．
遠藤久夫（2003）「制度の失敗の補完としての保険者機能」『医療制度改革と保険者機能』103-119, 東洋経済新報社．
遠藤久夫，篠崎武久（2003）「患者自己負担と医療アクセスの公平性」『季刊　社会保障研究』39(2)：144-154.
大道久（2003）「医療における情報提供と質の評価」『季刊　社会保障研究』39(2)：115-124.
厚生労働省（1999）『平成11年受療行動調査』．
厚生労働省（2002）『診療情報の開示・提供に関するアンケート調査』．
田近栄治，菊池潤（2003）「日本の医療保険改革と「管理された競争」」『季刊　社会保障研究』39(3)：306-321.
日本医師会（2002）『診療情報の提供に関する指針（2版）』．
福田素生（2003）「保険者と医療供給主体の関係」『医療制度改革と保険者機能』東洋経済新報社．

第7章　総医療費水準の国際比較と決定因子をめぐる論点と実証研究

権 丈 善 一

はじめに

　オランダの出版社 Elsevier North Holland による経済学ハンドブック・シリーズは，各専門領域の研究トピックスとその到達水準を知るのに多くの経済学者が参考にしているとの定評がある．そして医療経済学のハンドブックは，2000年に *Handbook of Health Economics* として出版された．本章では，*Handbook of Health Economics*（2000）のなかで第1章に置かれている「総医療費水準の国際比較——理論・データ・計量経済分析（International Comparisons of Health Expenditure: Theory, Data, and Econometric Analysis）」という研究トピックを，ハンドブックとは違った視角から紹介する[1]．総医療費の国際比較研究の世界では，これまで次のような議論が常識となっている．その常識とは，医療費の国際比較分析では，各国の1人当たり医療費の水準は，1人当たり所得によって90％程度が説明され，高齢化のような医療ニーズを表す指標は，医療費の決定因子としては無視できるということである[2]．そして総医療費の国際比較研究が日本で行われる場合には，次のような事実が指摘されている．それは，OECD 諸国の1人当たり医療費を1人当たり GDP に回帰させた標準医療費回帰方程式を推計し，日本の実際の医療費が回帰線の上方にあるのかそれとも回帰線の下方にあるのかを判断基準として日本の医療費は高いのか低いのかを評価してみると，日本の医療費は国際標準からみて構造的に10％程度低いというものである．本章では，前者の確定した常識と，後者の指摘されている事実が，どのような経緯のなかで生まれてきた研究から導き出されてきたのか

を紹介する．

第1節　総医療費の国際比較分析に理論的基礎を与えた Newhouse（1977）研究

　一国の総医療費の水準が，高齢化水準のような医療ニーズを表す指標によってではなく，その国の所得によって決定されていることを指摘したのは，古くにはシール（Seale, J. R., 1952），エイベル・スミス（Abel-Smith, B., 1967）による横断面の国際比較データを用いた分析であった．この後，横断面の国際比較分析から得られる回帰分析の結果にもとづいて，所得と医療費との関係を経済学的な解釈のもとに定式化していったのは，クライマン（Kleiman, E., 1974），ニューハウス（Newhouse, J. P., 1977）である．そして1980年代半ばになると，OECDが加盟諸国の医療費データを収集し公開しはじめたので，OECDデータを利用して一国の総医療費水準の決定因子を分析する「マクロ医療費分析」が数多く発表された．

　もっとも，マクロ医療費分析は，ニューハウスの1977年論文以降，データ，計量経済学的分析手法の面で発展はした．けれども，分析から得られる政策インプリケーションは，ニューハウス（Newhouse, 1977）研究時のそれとほとんど変わりはない．そうした研究の実態を理解してもらうために，まずはニューハウスの1977年研究を概観することからはじめよう．

　ニューハウス（Newhouse, 1977）は，医療費とGDPとの線形回帰モデルを

表7-1　1人当たりGDPに占める1人当たり医療費の回帰方程式（US＄）

式	対象国	切片	係数（t値）	R^2
（1）	ギリシャを含む13カ国	－60	.0788（11.47）	.92
（2）	ギリシャを除く12カ国	－51	.0763（ 9.29）	.90

出典：Newhouse (1977) 117.
注：1．関数は線形．
　　2．対象国（対象年）はオーストラリア（1972），オーストリア（1972），カナダ（1971），フィンランド（1972），フランス（1970），西ドイツ（1968），ギリシャ（1972），イタリア（1972），オランダ（1972），ノルウェー（1972），スウェーデン（1971），イギリス（1972），アメリカ（1972）の13カ国．

第1節　総医療費の国際比較分析に理論的基礎を与えた Newhouse（1977）研究

表7-2　表7-1の結果にもとづく医療費の所得弾力性の推計

1人当たりGDPレベル（US＄）	（1）式にもとづく弾力性	（2）式にもとづく弾力性
3416（平均）	1.31	1.26
4000	1.24	1.20
5000	1.18	1.15
6000	1.15	1.13

出典：Newhouse（1977）177.

推計し，表7-1の形に要約する．

次にニューハウスは，表7-1の線形関数から医療費の所得弾力性を計算し，表7-2にまとめる．

つづいて彼は，表7-2より次の2つに要約されるインプリケーションを推論した．

1) 豊かな国ではケア消費が拡大する：豊かな国であればあるほど，キュア（死亡率や罹患率などの生理学的健康の改善に寄与する医療）よりも，ケア（健康の主観的要素である，症状の緩和，懸念の除去，もしくは回復の望みが薄い患者に対しても，あらゆることがなされるべきという罪悪感の緩和など）が消費される[3]．

2) 制度要因は内生的要因である：医療の制度要因——患者による医療費自己負担のあり方，医師や病院への医療費の支払方式，病院経営の分権・集権的性格等々——は，内生的に取り扱われるべきであり，各国は自国の所得水準に相応しい医療制度を，みずから発見するであろう[4]．

これら2つのインプリケーションを，ニューハウスがどのような論理に沿って導きだしたのかを概観してみよう．

第1のインプリケーションを得るために，彼はまず，次の3つの事実を突きあわせる．

- 国際横断面分析では，医療費の所得弾力性が1以上であるという表7-2の事実，
- 国内時系列分析では，時がたつにつれて医療費のGDPに占める割合が上昇している事実（このことは医療費のGDP弾力性が1以上であることを意

味する),
- 国内横断面分析では,所得弾力性は非常に小さく,マイナスの場合さえある——所得が低い地域ほど医療費が高くなっている——事実.

つまり,医療費の所得弾力性が,国内横断面分析の場合はマイナスのときさえあるのに,国際横断面分析や国内の時系列分析のなかでは1を超える値を示す.医療費の所得弾力性をめぐる,この一見した矛盾はどのように説明できるであろうか——とニューハウスは問う.この問いに対して,多くの国で,医療は消費者にとって無料であるために,国内のある一時点では消費者の所得と医療価格は重要な資源配分パラメータとならない.これとは対照的に,国際横断面・国内時系列分析にあっては,各国の政策主体は,医療サービスの完全価格(full price)に直面しているので,所得は重要な資源配分パラメータとなるという仮説を示す.

次に,医療費の所得弾力性が1を超えており,医療が経済用語の奢侈財であるならば,医療費の限界単位では,いったい何が購入されているのかを問う.ここで所得が異なる5カ国において,被用者所得に対する医師所得の比率がほぼ一定というデータにもとづいて,豊かな国で医療費のGDPに占める割合が高いのは,医療インフレーションが原因なのではなく資源投入量の増加が原因であると推論する.そして,医療費が高いスウェーデンやアメリカと比べて医療費が低い国での死亡率や罹患率が低いことの証拠はないという事実を根拠にして,医療費の限界単位では健康の主観的要素の改善,すなわちケアが集中的に消費されているのではないかと考える.このような論理をたどって,ニューハウスは〈豊かな国ではケア消費が拡大する〉という,第1のインプリケーションを得る.

なお,この論理のなかで,医療費が低い国で死亡率や罹患率が低いという証拠がないとしたニューハウスの推論の鍵となる点は,多くの人になじみが薄いと思う.ゆえに,ここにその根拠を権丈(2005)から引用しておく.表7-3には,ニューハウス(Newhouse, 1977)が医療費分析のデータを得た時期の

第1節　総医療費の国際比較分析に理論的基礎を与えた Newhouse（1977）研究

表7-3　健康粗指標と1人当たり医療費（US$ PPPs）の相関係数

		Infant	perinart	maternal	lowbirth	felifexp	malifexp
1970年	相関係数	−0.478	−0.511	−0.134	−0.030	0.413	0.138
	P値	0.033	0.021	0.608	0.938	0.099	0.598
	n	20	20	17	9	17	17
1998年	相関係数	0.156	0.030	0.103	0.104	0.031	0.129
	P値	0.500	0.910	0.727	0.701	0.895	0.578
	n	21	17	14	16	21	21

出典：OECD（2001），*Helath Data*.
注：1. 分析に使用したデータ・セットの詳細については，権丈（2005）「資料　データ・セットについて」232-4 を参照．
　　2. infant　　乳幼児死亡率（新生児千対）
　　　perinart　周産期死亡率（出産千対）
　　　maternal　妊産婦死亡率（新生児10万対）
　　　lowbirth　低体重児出生率（全新生児対）
　　　felifexp　女性の平均寿命
　　　malifexp　男性の平均寿命
　　3. サンプル数（n）に変動があるのは，健康粗指標の欠損値のためである．

1970年を含めて，1人当たり医療費と，健康粗指標（乳幼児死亡率，周産期死亡率，妊産婦死亡率，低体重児出生率，それに男女別の平均寿命）との相関をとっている．もし，医療費が低い国で死亡率などが高ければ，表7-3では，有意な負の相関が観察されるはずである．しかしながら，表7-3は，ある国の1人当たり医療費が高かったり低いからといって，健康粗指標が改善されたり悪化するというような証拠は得られないことを示している．

次は，ニューハウスが，第2のインプリケーション，すなわち〈制度要因は内生的要因〉というインプリケーションを得るために，どのような論理を展開したのかをみてみよう．まず彼は，医療費の水準は所得により90%程度説明されることを根拠にして，経済が強い国は，強い経済であるために医療費が高くかかる医療制度を選択し，経済が弱い国は，弱い経済であるために低い医療費ですむ医療制度を選択すると考える．と同時に，医療費に影響を与えると考えられている他の要因は量的には重要ではないと考える．こうした考えが正しいのならば，医療の制度要因——患者による医療費自己負担のあり方，医師や病院への医療費の支払方式，病院経営の分権・集権的性格等々——は，内生的に

取り扱われるべきであるということになる．すなわち，〈制度要因は内生的要因，すなわち，各国は自国の所得水準に相応しい医療制度をみずから発見する〉という，きわめて予定調和的な第2のインプリケーションが推論されることになる．

第2節　Newhouse（1977）につづく マクロ医療費分析の2つの流れ

ニューハウス（Newhouse, 1977）以降のマクロ医療費分析は，2つの流れに沿って展開されたと権丈（2005）は論じる．ひとつは，医療費と，所得を中心とした経済環境との関係を精緻化する流れである．いまひとつは，所得によって国際的な医療費格差の90％程度を説明した研究につづいて，残り10％程度の部分を，医療制度に対する公共介入の度合いによって説明しようとする——その際に政治過程の経済分析である〈公共選択論〉が用いられる——流れである．ここでも，前者の流れの研究領域を「経済環境と医療政策」，後者を「公共選択と医療政策」と呼ぶことにする．この2つを順に説明していこう．

1　経済環境と医療政策

1977年段階のニューハウスは，〈豊かな国では，ケア消費が拡大する〉という推論を，医療費の所得弾力性が1よりも大きいこと，つまり経済用語の奢侈財であることを根拠に展開していた．しかし，その10年後にニューハウス（Newhouse, 1987）のなかで，彼自身が論じているように，この推論は，所得弾力性が0よりも大きく，医療が経済用語の正常財であればそれで十分に成り立つ[5]．したがって，1990年代に入ると，分析手法が，ニューハウスの行った単年度の横断面分析から，OECDがHealth Dataを収集している1960年以降の各国データ，すなわち複数年のパネル・データによる国際比較に移った時，ソガード（Søgaard, J., 1992）やイエルトハム（Gerdtham, U-G., 1992）が医療費の所得弾力性を0.7〜0.8程度と推計するようになるのであるが，この場合でも，

第2節　Newhouse (1977) につづくマクロ医療費分析の2つの流れ

ニューハウス (Newhouse, 1977) の推論――〈豊かな国ではケア消費が拡大する〉という推論――を修正する必要はなかった.

この後, 医療費と所得の関係を精緻化する試みは, ゲッツェン (Getzen, T. E., 1995) にみられる, 次の問題設定の方向に発展していく. その問題設定とは, 所得が医療費を決定していることを示す図7-1と, 所得増加と医療費の伸びが無関係であることを示す図7-2の間の論理的な矛盾を, 調和させる仮説の構築であった.

所得が医療費を決定しているのであれば, 当然, 所得の増加と医療費の伸びの間に, 強い正の相関が成立するはずである. しかしながら, 所得と医療費の双方について単年度の増加をみれば, 両者は独立であるようにみえる. ここで, ゲッツェンは, 所得に対する医療費の緩慢な調整ダイナミズム (the dynamics of slow adjustment)[6] という仮説を提示することによって, ふたたび, 所得が医療費を決めることを証明することに成功する. つまり, 図7-2にみるように, 所得と医療費について単年度の変化をみれば, たしかに両者の間に関係はない. だが, 図7-3のように, 所得増加率の過去6年間の平均と医療費の単年度増加率との間には, 強い正相関が観察されるのである.

そこでゲッツェンは, 2つの疑問を提示する. ひとつは, なぜ, 医療費の水準は所得によって決められるのか, そしていまひとつは, なぜ, 医療費の伸びは, 現在の所得の増加率ではなく, 過去数年間の所得の平均増加率によって決められるのかという疑問である. 第1の疑問に対して, 彼は, 次のように答える.

「医療費は, 個人間の売買ではなく, グループでプールされた売買, より包括的には社会全体 (普通は, 国家を意味する) でプールされた売買である. 医療費は, あたかも家計における医療費が家族のメンバーの間でシェアされるように, 市や県の間でもシェアされる. その結果, 国内で利用される医療費総額の予算制約は, 州や市や家計の所得ではなく, 国の総国民所得となる[7]」. そしてゲッツェンは, 次のような印象深い言葉を記す.「個人の医療費をみれば医療ニーズが最も重要な要素となる. しかし, 医療ニーズが決定するのは, 個人

第7章　総医療費水準の国際比較と決定因子をめぐる論点と実証研究

図7-1　1人当たり所得と医療費
（1990年US$）：1960－85年

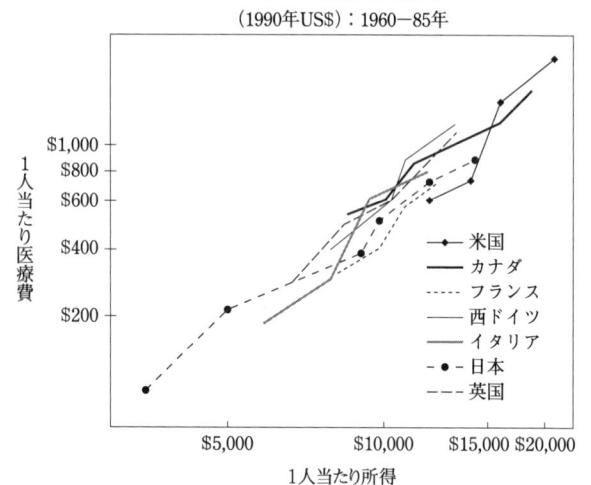

凡例：米国、カナダ、フランス、西ドイツ、イタリア、日本、英国

出典：Getzen(1995) 36.

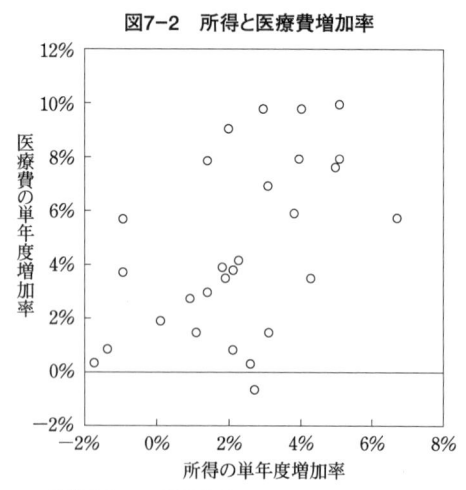

図7-2　所得と医療費増加率

出典：Getzen(1995) 37.

第 2 節　Newhouse (1977) につづくマクロ医療費分析の 2 つの流れ

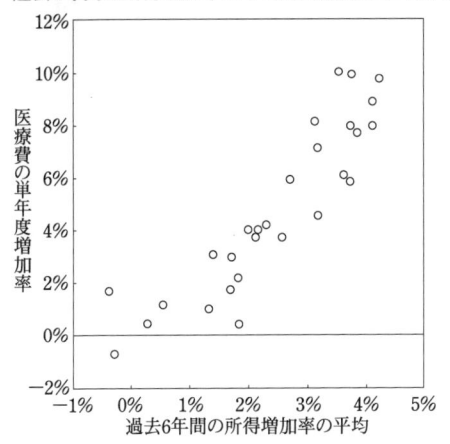

図7-3　過去6年間の所得増加率の平均と医療費の単年度増加率

出典：Getzen (1995) 37.

間への分配の問題のみであり，どれだけの額を医療費として利用するかという問題ではない．仮にニーズが医療費総額を決めるのであれば，バングラディッシュの人びとは——彼らの多くはなんらかの病気にかかっている——，ボストンの人びとよりも医療を多く消費することになろう．しかし，事実はそうではない．なぜならば，病気ではなく富が一国の医療水準を決めるのであり，それゆえ，不幸にも貧しいバングラディッシュの人びとは，医療を受けずに過ごさなければならないからである[8]」．

　それでは 2 番目の疑問，なぜ，医療費の伸びは，現在の所得の増加ではなく，過去数年間の所得の平均増加率によって決められるのかという疑問について，ゲッツェンはどう考えるのか．その説明は次のようになされる．「医療制度に関連する一連の意思決定は，政府，医療専門職者，使用者，国民の間でのある種の暗黙的長期契約（implicit long-term contract）である．国民医療費をどの程度にするべきかという計画は，現在の収入に関する期待にもとづいてなされる．そうした計画は，前年になされた意思決定——累積した黒字・赤字や賃金の変化率や生産費，技術など——を反映することになる．しかし，実際の支出は予期せぬインフレーション，不景気，ストライキ，伝染病などのために，計

画水準から乖離する．計画と実際の支出額のギャップが，状況の変化にどれだけ早く調整され得るかということは，組織のダイナミックス（organizational dynamics）（経営管理者層，官僚的硬直性の程度，予測能力）に依存する．個人の行動，組織，財政メカニズム，政府の政策などには惰性はつきものであり，そのために，意思決定がなされる時期と，そこで決定した意思が国民医療費に影響を与える時期との間にラグが生じる．経験的には，現行の医療費は，数年間にわたる GDP 成長率の遅延関数（delayed function）となる[9]」．

ゲッツェン研究の真骨頂は，医療費と高齢化の問題を考察するときに示される．「1960-88年の20カ国のプール・データを用いた分析は，高齢化以外の変数がその方程式に組み込まれていないのであれば，一見して，高齢化の高まりは医療費を高めるような関係を示す．しかしながら，高齢化と医療費とのプラスの相関は，1人当たり所得の増加や他の変数の変化を真の原因とする，みせかけの相関にすぎない．所得をいったんコントロールすると，もはや医療費と高齢化との間に相関は認められない．高齢化は，年齢間の医療費配分のあり方には影響を与えるが，医療費総額には影響を与えないのである．医療費の増加は，人口構造の問題ではなく，きわめて政治的・行政的な問題である[10]」と，ゲッツェンは論じる．

この分析を通じた彼の主張は，次のように要約できる．すなわち，「人口の高齢化は，医療費増加の主要な原因ではなく，医療費増加の原因として検討するべきことは他にいくつもある．そうであるのに，なぜ，人口の高齢化に問題の焦点が当てられるのであろうか[11]」．ここでゲッツェンはエヴァンス（Evans, R.G., 1985）によるアメリカの医療政策への批判を引用しながら，エヴァンスの見解を支持する．エヴァンスの批判とは，「もしアメリカが〔医療費〕規制制度を確立することができず，その代わりに，高齢者や経済的に不利な者に対する援助を縮小しつづけるのならば，それは，他に解決策がないからではなく，アメリカ人が必需性の幻想（illusions of necessity）を選択しているからにほかならない[12]」という米国医療政策への批判である．高齢化は，公共が制御しづらい変数である．それゆえ，医療費が高騰する原因が高齢化にあるという認

第2節　Newhouse (1977) につづくマクロ医療費分析の2つの流れ

識をもつ政治状況下では，医療費の高騰問題は，あたかも必需性ゆえに生じているかのように受け止められ，必需性の幻想がはびこる．したがって，「医療費の高騰問題は，責任をとるべき者，非難を受ける者が存在しない問題となり，医師，病院，保険会社，政府という本来責任を負うべき人たちの誰も，責めを受けなくなっている[13]」．しかし，アメリカの医療費が高騰し，1970年以来，他のOECD諸国と比べて所得のわりに高くありつづけたのは，決して高齢化のせいではない．ゲッツェンはその理由として，アメリカという国が，「戦後好景気の終焉とアメリカの世界経済へのヘゲモニーの終焉に取り組む姿勢に，真剣さが欠如していた[14]」ことをあげる．そして，必需性という概念によって医療費抑制政策から守られている医療供給には，政策の矛先を向けないアメリカの医療政策を批判して，ゲッツェンは「アメリカ人の多くが，世界規模でのマクロ経済上の現実の変化を十分に認識するようになるまでは，アメリカ人が医療費問題に真剣に取り組む政治的意思をもつことはないであろう[15]」と論じる．

　ゲッツェンによるアメリカ医療政策への見通しは，フュックス（Fuchs, 1993）の見通し，すなわち「国民皆保険を実施する時期は，医療以外の外的要因に大きく依存することになるだろう．医療政策の大きな変化は，どのような分野の大きな政策転換とも同じように，政治的行動であり，政治的目的のために行われる．〔中略〕おそらく国民皆保険が米国で実現するのは，政治的環境が激変しているときであろう．そしてこのような変化は，戦争，不況，あるいは大規模な社会不安に伴って生じる[16]」と酷似している．フュックスもゲッツェンも，所得再分配政策というものが大きく動くためには，よほどの社会的ショックが必要であることを，十分に認識している．

　これまでのマクロ医療費分析における発見と問題設定を，一言で要約するとすれば，この研究領域が目指したことは，結局，表7-6における，医療費，所得，そして高齢化との関係を矛盾なく説明することにあったと言える．そしてこれら諸変数間の関係を矛盾なく説明することは，さほど難しくはなく，実際，この解答は，ニューハウス（Newhouse, 1977）のなかで論じられていると

第7章　総医療費水準の国際比較と決定因子をめぐる論点と実証研究

表7-6　マクロ医療費分析における医療費と所得，高齢化との相関の有無

	所　得	高齢化
国内横断面分析	△	○
国内時系列分析	○	＊
国際横断面分析	○	×
OECD プール・データ	○	＊

注：医療費：1人当たり医療費
　　所得：1人当たり所得
　　高齢化：総人口に占める65歳以上人口の割合
　　△：相関があってもきわめて小さい相関．マイナスのばあいもある．
　　○：相関あり　×：相関なし　＊：みせかけの相関

も言える．

　まず，国内横断面分析において，医療費が，所得ではなく高齢化，すなわち医療ニーズと関係しているということから，一国内における医療の分配は，支払能力ではなく医療ニーズにもとづいて行われているということがわかる．しかし，国内時系列でみると，医療費と高齢化との間の関係は所得の影響を受けたみせかけの相関となる．そして医療費と高齢化との間に相関がないという事実は，国際比較を行う場合には，横断面にも時系列にも観察されることになる．このように，医療費と高齢化が相関しないという事実から，高齢化が進めば医療費は増加するという命題は偽であることがわかる．と同時に，高齢化で代表されるような医療ニーズと医療供給の制度的な対応のあり方には，実のところ，技術的・固定的な関係はなく，それぞれの国では，高齢化がもたらす医療ニーズに対して，多種多様な対応をとっているということも推測がつく．それでは，医療費というものは，いかなる要因とも関係なく，ランダムに増加したり，縮小したりするのかというと，そうではない．医療費は，所得と強い関係をもっているのであり，しかもその両者の関係は，所得が高いところでは医療費も高く，所得が低いところでは医療費も低くなるという，正の相関を示している．このことは，この章のはじめに論じた，ニューハウスの第2インプリケーション「制度要因は内生的要因である」を思いださせることになる．このインプリケーションは，ようするに，経済が強い国は，強い経済であるために医療費の

負担が多くなる医療制度を選択し,経済が弱い国は,弱い経済であるために低い医療費ですむ医療制度を選択すると解釈されることを意味する.

2 公共選択と医療政策

ニューハウス (Newhouse, 1977) の研究,すなわち,所得によって国際的な医療費の格差の90％程度を説明することを確認した研究につづいて,ルー (Leu, R. E., 1986) は,残りの10％程度の部分を,医療制度に対する公共介入の度合いによって説明しようとする研究領域をスタートさせた.ルー (Leu, 1986) は,公共選択論の視点から,総医療費に占める公費負担の割合や医療制度の集権化の度合いという公共介入の程度を示す制度要因を,先進諸国間の医療費格差の説明要因として着眼した.この研究領域を,権丈 (2005) は,「公共選択と医療政策」と呼んだ.なお,この研究は,国際的な医療費の格差の90％程度を所得によって説明したマクロ医療費分析の主流の研究につづいて,残りわずか10％程度の部分を,医療制度に対する公共介入の度合いによって説明しようとする研究でしかなく,この研究から得られる結論は常識的なものが多く,政策判断への貢献はさほど大きくない.なぜならば,〈どのような制度にすれば医療費が高くなったり低くなったりするのか〉,これをあえて言い換えれば,〈どのような制度にすれば,費用負担者が医療費をコントロールしやすい制度となるのか〉ということは,医療の費用負担者も医療供給者も,この種の研究を待たなくても知っているのである.そうであるからこそ,所得の伸びが鈍化・停滞した国では,医療費の抑制に成功しているのであり,所得の伸びが順調な国では医療費が高くなり,その結果として,医療費と所得が正の相関を示しているのである.しかしながら,この研究に注がれる研究者たちのエネルギーは無視することができないほどに膨大であるので,この研究領域も紹介しておく.

ルー (Leu, 1986) は,医療費について[17],次式を推計する.

$$E = e(G, X)$$

E：1人当たり医療費,
G：医療供給における政府介入の程度を表わす公共選択変数ベクトル,
X：1人当たり医療費関数と関連する外生変数ベクトル.

政府介入の程度として，ルー（Leu, 1986）は，4つの変数を考える．

S_1：総医療費に占める公費負担割合, S_2：医療供給の公的所有割合,
S_3：国営医療制度ダミー, S_4：直接民主主義ダミー.

それぞれの変数が，医療費とどのような因果関係をもつのかという仮説を要約すれば，次のようになる．

S_1：総医療費に占める公費負担割合

　需要サイドでは，モラル・ハザードが生じるために医療費は増加する．そして，供給サイドでは，公的医療保障の対象が増えれば，医師が需要を誘発しやすくなるために，医療費は増加する．また，総医療費に占める公費負担割合が高くなれば，既存の技術を用いる機会が高まるだけでなく，技術進歩の展開に影響を与える．なぜならば，租税や医療保険会社を通じた自動的な財源調達は，費用を抑制するような技術革新を生む誘因をすべて取り除くからである．さらに，公費負担割合が高まるにつれて，需要の（貨幣）価格弾力性は低下するので，公費負担は医療部門への投入価格に影響を与える．

S_2：医療供給の公的所有割合

　高い生産コスト（X非効率）と過剰供給（官僚制）の混合効果のために，医療費を高める．

S_3：国営医療制度ダミー

　国営医療制度のもとでは，医療費が，国家予算のなかで集権的に事前に決定される．これは，イギリスとニュージーランドの場合である．そこでの医療サ

第2節　Newhouse（1977）につづくマクロ医療費分析の2つの流れ

ービスは，予算割合の極大化をはかる他のすべての部門と競合関係にある．予算編成においては増分主義が予想され，各部門は，前年度予算に対して最小限の増加のみが許される．そうであれば，各部門の相対的な割合の変化は，狭い範囲内でしか生じないことになる．公共部門の国民経済に占める割合は急速に増加しないので，これら2国の医療費は急速な拡大を実現することができず，それゆえ，いくぶん低いままになる．

S_4：直接民主主義ダミー

　直接民主主義の国では，代議制民主主義の国と比べて公共支出が経験的に少ない．これにしたがえば，他の条件が等しいかぎり，スイスは他のOECD諸国と比べて，医療費は低くなる．

　こうした仮説を立てたルー（Leu, 1986）による分析結果は，いずれの変数についても，有意かつ期待された符合であった．しかし，「S_1：総医療費に占める公費負担割合」の弾力性は0.34と小さく，これについてルー（Leu, 1986）は「政治論議のなかでしばしば論じられるような，財政方式の違いゆえに医療費に違いがあるというのは，不適当であるように思える[18]」とコメントしている．ところがその後，ルー（Leu, 1986）モデルの追試が行われ，イエルトハム，ソガード，アナセン，イエンセン（Gerdtham, Søgaard, Andersson and Jönsson, 1992）は，「総医療費に占める公費負担割合」は，ルー（Leu, 1986）の結論とは異なり医療費に対してマイナスであることを推計した．そして，公費負担割合が高い国では，医療費が低くなるという同様の観察は，他にも確認されつづけた．その理由を，鄭，郡司（Jeong and Gunji, 1994）は，次のようにまとめている．

- 総医療費に占める公費負担割合が高い国では，医療費が増加するとき，国庫を圧迫するために，医療費抑制誘引が高くなる．
- 総医療費に占める公費負担割合が高い国では，医療費抑制政策が広範囲に適用可能となるために，実効性のある政策が可能である．

第7章 総医療費水準の国際比較と決定因子をめぐる論点と実証研究

　医療政策にあまり詳しくない経済学者には，ルー仮説にあるように，モラル・ハザードなどの経済学の思考ツールに頼って，医療費の公費負担割合の高まりは，医療費を高くすると想像する傾向があるようである．しかしながら，〈総医療費に占める公費負担割合の高まりは，政府に，医療供給をコントロールする政治的ポジションを与えることになるので，この割合の高まりが，低い医療費を帰結する〉ということは，医療政策を研究しはじめれば，すぐにわかることである．

　ルー（Leu, 1986）の分析のなかで，「S_2：医療供給の公的所有割合」が高くなると医療費が高くなるということは，医療供給の効率化には民間活力の導入が有効であるという，きわめて政治的に敏感なインプリケーションをもつことになる．これゆえに，カリヤー（Culyer, A. J., 1990）はルー（Leu, 1986）の分析に対するミクロ・レベルでの反証例シュトダート，ラベル（Stoddart and Labbele, 1985）を示すことにより，次の3点を指摘している．

- 民間部門における官僚制の方が公共部門よりも効率的であることは証明されていない．
- サービス費用は，競争が存在する民間部門よりも公共部門で高いことは証明されていない．
- 高い質を保証する手段として，市場圧力は専門家の倫理や規制よりも信頼に値することは証明されていない．

　ところで，この分野で最も包括的な研究がはじめて紹介されたのは，イエルトハム，イエンセン，マクファーレン，オクスレイのワーキング・ペーパー（Gerdtham, Jönsson, MacFarlan and Oxley, 1994）である．彼らは，OECDの*Health Data*にある1970-91年のパネル・データを用いて，医療費関数の説明変数として，ルー（Leu, 1986）よりも大幅に制度要因を充実させ，さらには，被説明変数としての医療費を外来費，入院費，薬剤費に分類した分析を行った．イエルトハムら（Gerdtham et al., 1994）のワーキング・ペーパーは，後にイエルトハム，イエンセン，マクファーレン，オクスレイ（Gerdtham, Jönsson, MacFarlan and Oxley, 1998）に収められる．ここでは，イエルトハムら（Ger-

第2節 Newhouse (1977) につづくマクロ医療費分析の2つの流れ

dtham et al., 1998) の推計結果のみを紹介しておこう．彼らの分析で得られた結果のなかから，彼らが頑強な（robust）結果とみなしたものは，次のようにまとめられている[19]．

1) 医療費に占める入院費の割合が高くなれば，医療費は高くなる．
2) 入院へのゲイト・キーパーとして機能するプライマリ医制度をもつ国は，医療費が低くなる．
3) 出来高払いで診療報酬が支払われる場合，医師数が多くなれば医療費は高くなる．
4) 人頭払いで診療報酬が支払われる場合，医療費は低くなる．
5) 入院時の診療報酬支払いが日数定額払いや出来高払いの国であるからといって，医療費が高いというわけではない．ヨーロッパのみを対象とすれば，これらの支払い方法は医療費を下げている．

イエルトハムら (Gerdtham et al., 1998) を，二木 (2000) は次のように評している．「OECD加盟22カ国の22年におよぶ〈パネルデータセット〉を用いた膨大な回帰分析を行っており，人口高齢化（75歳以上人口割合）は医療費水準に影響を与えないことを再確認している．この研究は，現時点での，この分野の研究の〈決定版〉と評価できる[20]」．二木の評価は正しく，彼がこのように論じた2000年時点のみならず，現在2006年においても，イエルトハムら (Gerdtham et al., 1994) およびイエルトハムら (Gerdtham et al., 1998) は，この分野の研究の決定版である．そして今後とも，そうありつづけることが予測されるほどに，この分野は，研究課題をあまり残していない．

なお，これら「公共選択と医療政策」に属する研究は，所得が医療費の水準を説明した90％分の残余の，わずか10％の部分を説明しているものであり，観察される事実も分析を待たずとも皆に周知となっている常識的なものが多い．この種の研究に投入される研究者のエネルギーや論文の量の多さの割には，政策判断への貢献はさほど大きくない．もっとも，通常の経済学では推し量ることのできない医療経済学の世界での常識を知るには，格好の領域であることは確かである．ゆえに，*Handbook of Health Economics* の第1章に，この研究

第7章　総医療費水準の国際比較と決定因子をめぐる論点と実証研究

表7-7　1人当たり標準医療費回帰方程式
〔両対数変換，固定効果推定法（fixed effects model）〕

(1960-99年のプール・データによる推計結果)

	推計 I-1	推計 I-2	推計 II-1	推計 II-2
lny	0.983**	0.947**	0.907**	0.879**
	(25.76)	(25.70)	(22.73)	(22.18)
lnOLD		0.027		0.085
		(0.59)		(1.67)
Year Dummies	Yes	Yes	Yes	Yes
σ_v^2	0.159	0.158	0.209	0.215
σ_ϵ^2	0.087	0.082	0.105	0.102
ρ	0.770	0.787	0.800	0.815
Within R^2	0.967	0.968	0.966	0.967
Between R^2	0.846	0.823	0.918	0.911
Overall R^2	0.912	0.902	0.917	0.911
F	F(40,688)=506.2	F(41,657)=476.8	F(40,821)=578.2	F(41,816)=588.4
N	751	721	884	880

** $p<0.01$，（ ）内は，t 値を表す．
資料：OECD (1998, 2001) *Health Data*.
注：1. 推計 I は OECD (2001) から直接推計したものであり，推計 II は OECD (2001) の欠損値を OECD (1998) で可能なかぎり補完している．分析に使用したデータ・セットの詳細については，権丈（2005）「資料 データ・セットについて」232-4を参照．
　　2. y：実質1人当たり GDP
　　　 OLD：65歳以上人口の総人口に占める割合
　　3. 推計方法：このデータは，1つの国について複数の時点で観測されているパネル・データである．ここでは，1人当たり医療費関数を推計することで，国際標準を得ることの他に，各国の医療費の格差を知ることも目的としているので，固定効果推定法（fixed effects model）によって推計した．したがって，表7-7の σ_v^2 は，定数である国固有の誤差額 v の分散の推定値を表している．
出典：権丈（2005）215．

が置かれたことは納得がいく．

第3節　医療政策の普遍性と特殊性
——日本の医療費は高いのか，それとも低いのか？

1　標準医療費方程式の推計と日本の政策スタンス

OECD 諸国における1人当たり医療費の違いが，1人当たり所得により9

第3節 医療政策の普遍性と特殊性──日本の医療費は高いのか,それとも低いのか?

表7-8 医療費の国際標準と各国の位置（G7とデンマーク,スウェーデン）

(実質1人当たり医療費の実測値／予測値の比率)

		1960	1970	1980	1990	1998	1999
カナダ	I-1		1.37	1.01	1.17	1.12	
	II-1	1.57	1.46	1.09	1.26	1.13	1.16
フランス	I-1		1.11	1.04	1.12	1.12	1.11
	II-1	1.17	1.16	1.10	1.18	1.12	1.15
ドイツ	I-1		1.23	1.25	1.14	1.23	
	II-1	1.05	1.01	1.04	0.96	1.23	
イタリア	I-1	0.90	1.01	0.99	1.04	0.98	0.97
	II-1	0.99	1.03	1.02	1.08	0.96	0.99
日本	I-1		0.89	0.93	0.79	0.89	
	II-1	0.82	0.94	0.98	0.84	0.91	
イギリス	I-1		0.89	0.80	0.78	0.81	0.82
	II-1	1.09	0.92	0.82	0.79	0.81	0.84
アメリカ	I-1	1.27	1.37	1.23	1.55	1.55	1.54
	II-1	1.55	1.51	1.36	1.69	1.59	1.63
デンマーク	I-1			1.29	1.10	0.99	1.00
	II-1	1.04	1.22	1.27	1.09	1.00	1.05
スウェーデン	I-1		1.35	1.28	1.10	0.95	
	II-1	1.28	1.42	1.34	1.15	0.94	

資料:表7-7に同じ.
注:I-1:表7-7の推計I-1にもとづいて実質1人当たり医療費の予測値を推計.
II-1:表7-7の推計II-1にもとづいて実質1人当たり医療費の予測値を推計.
出典:権丈(2005) 216.

割程度説明されてきた.この経験則を応用して,日本の医療費の水準を評価してみたのが権丈(2005)である.そこでは,OECD 24カ国(1990年当時)からトルコを除いた23カ国を対象に,1960-99年データを用いて,標準医療費回帰方程式が固定効果推定法(fixed effects model)によって推計された.結果を表7-7に示す.参考までに,推計Iと推計IIに対して,医療費と65歳以上人口比率との関係も考察しているが(推計I-2,推計II-2),高齢化要因は,1人当たりGDPを説明変数に含む医療費関数の説明変数としては,過去の数多くの研究結果と同様に有意ではなかったことが確認されている.

表7-8は,表7-7の1人当たり医療費関数において,実質1人当たり医療費の予測値を推計し,それと実績値を比べたものである.この指標が1.00を示すとき,予測値と実測値(観測値)が等しいことを表わす.実質1人当たり医

第7章　総医療費水準の国際比較と決定因子をめぐる論点と実証研究

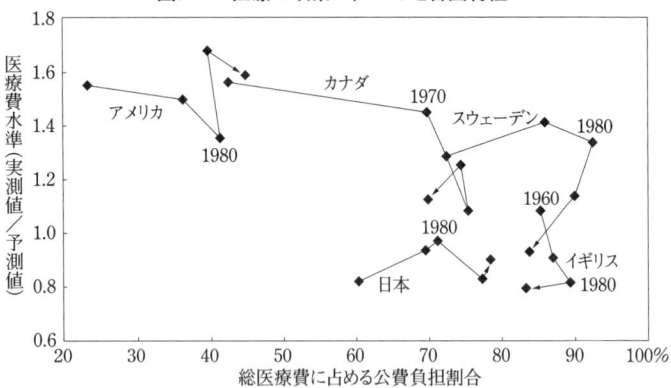

図7-4　医療の政策フィールドと各国特性

資料：OECD（1998, 2001）*Health Data*.
注：総医療費に占める公費負担割合：OECD（2001），Health Dataにおける、Public expend on health ％ Total exp. on health.
出典：権丈（2005）218.

療費の予測値は，表7-7の推計結果より得られた式,

$\ln h_{it}^* = \beta \ln y_{it} + \gamma YEAR\_DUMMIES_t,$

にもとづき，次式で推計される.

$h_{it}^* = exp\{\beta \ln y_{it} + \gamma YEAR\_DUMMIES_t + 0.5\sigma_\varepsilon^2\}.$

h_{it}^*：t年次 i 国の実質1人当たり医療費の予測値，

y_{it}：t年次 i 国の実質1人当たりGDPの観測値，

$YEAR\_DUMMIES_t$：1960-98年の年ダミー（基準年＝1999年）.

推測された予測値 h_{it}^* を，各国各年次の所得に相応する（国際）標準医療費と呼ぶことにしよう．たとえば，表7-8（II-1）をみれば，1999年のアメリカは，標準医療費と比べて1人当たり医療費は63％も高く，1998年の日本は標準医療費に比べて約10％低いと読む．さらに，1998年（II-1）には，アメリカは日本よりも約1.7倍程（1.59/0.91）医療費が高いと読んでもよい．アメリカ，カナダは，所得で予想される標準医療費よりも多く医療を消費しつづけ，逆に日本，イギリスは，少なく消費しつづけてきた．

第3節 医療政策の普遍性と特殊性——日本の医療費は高いのか、それとも低いのか？

2 医療政策フィールドのなかでの各国の位置

医療政策の各国特性を，より包括的にとらえるために，表7-8でみた各国の医療費の水準に，医療費の公費負担の割合を複合することにより，医療費の水準と医療制度のもつ平等性とをセットにした医療の政策フィールドという座標平面を作ってみる．なおここでは，医療の平等性を，階層性のない医療消費と定義しておこう[21]．すなわち，所得に応じた医療の階層消費が生じ，低所得者と高所得者との医療内容に差が出る医療制度を不平等とみなすのである．この平等概念の逆指標として公費負担割合を用いることにする．総医療費に占める公費負担割合が低いと，私保険を通じた私費診療部分が大きいと考えることができ，その私保険の購入量は家計所得に依存するため，公費負担割合は階層消費の逆指標とみなすことができるからである．そこで，横軸に総医療費に占める公費負担割合（平等座標）と，縦軸に医療費関数による予測値に対する実測値の比率をとって，これを医療の政策フィールドとみなすことにする．この座標平面にプロットするデータは，表7-7において1960年と1998年の両年次で欠損値のないⅡ-1とする．

図7-4では特徴のある動きを示している国のみをあげてみた．まずアメリカは，実に特異な動きを示している．この国は，総医療費に占める公費負担割合が極端に低く，医療消費の平等性が異常に低い．また，これ——総医療費に占める公費負担割合が低いという事実——を原因として，医療供給の行動を公共がコントロールする術もなく，医療費の野放図な膨張を許してしまっている．まさに「アメリカから医療政策を学ぼうとすることは，タイタニックの乗組員から操船術を学ぶようなものである[22]」．

1990-98年にかけて，若干，医療費水準（実測値／所得によって予測される医療費）が低下してきているようにもみえるが，これは，この時期のアメリカの好景気による所得の大幅な伸びによるものである．カナダは1960年代，アメリカと同じグループに属しており，強い階層性をもつ医療制度を選択していた．しかし，その後，カナダはアメリカとは異なる制度選択を行い，総医療費に占

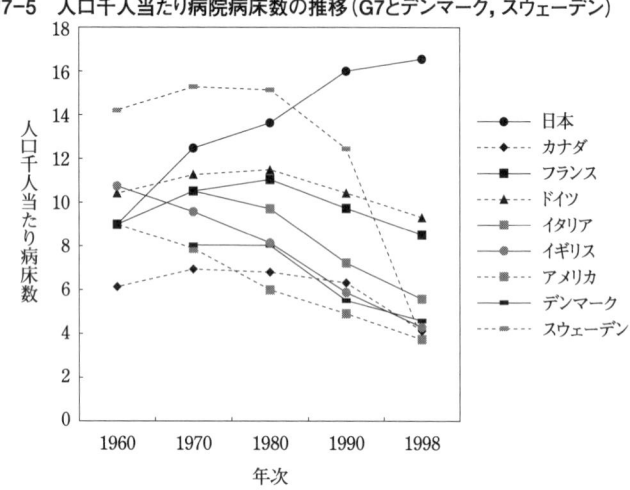

図7-5 人口千人当たり病院病床数の推移（G7とデンマーク，スウェーデン）

凡例：日本，カナダ，フランス，ドイツ，イタリア，イギリス，アメリカ，デンマーク，スウェーデン

資料：OECD（2001）*Health Data* より著者作成．
注：病院病床数：*Health Data* 2001における, Tot. in-patient care beds-/1000 population.

める公費負担割合を大幅に拡大し，医療政策の支配権を，従来よりも公共がにぎることになる．その結果，医療消費の平等性を実現しつつ，医療費の水準を西欧諸国の水準にまでコントロールすることに成功している．スウェーデンも，医療費の抑制をはかった姿を，図7-4の医療の政策フィールドからうかがい知ることができる．その手段は，図7-5にみるように1982年の社会サービス法施行の頃から，病院病床を急激に減らす道を選択し，老人「医療」部門を老人「介護」部門に転換する政策を進めることによるものであった．

　ここで日本はどうであろうか．この国は，1960年代に福祉後進国としてスタートし，1960年から1980年までは，医療消費の平等性と医療費の水準を順調に高めつづけてきた．しかし，1980年代に入ると，日本は，医療費の水準が，なお他国と比べて低い水準にありながら，その上昇傾向を止めた．ところで，1998年の日本の医療費の水準は，スウェーデン，イギリスと並んで，比較対象の国々よりも低い水準にある．だが，スウェーデン，イギリスは，図7-5の病院病床数の推移から知ることができるように，1980年代に入ると医療の範囲を全面的に見直して，病院病床数を急激に減少させている．そして，〈医療部

門〉を〈介護部門〉に転換することに成功しながら，医療費の抑制をはかっていった．これとは対照的に，1980年代の日本では病床数の増加を許してしまい，〈医療部門〉の拡張，つまり病院での入院患者数の増加がさらに一層進んだ．そうしたなかで，医療費の水準が引き下げられ固定されてきたのは，他の先進国の動向と比べて，ひとり特徴的な動きと言えるであろう．

お わ り に

　本章では，まず，医療費の水準は，高齢化水準とは独立に決まり，その水準はきわめて政治的・行政的に決められるものであり，この意思決定過程に重要な影響を与えるのは所得であるということを紹介した．医療費と高齢化が相関しないという事実から，高齢化が進めば医療費は増加するという命題は偽であるということがわかる．と同時に，高齢化で代表されるような医療ニーズと医療供給の制度的な対応のあり方には，技術的・固定的な関係はなく，それぞれの国では，高齢化がもたらす医療ニーズに対して，多種多様な対応をとっているということも推測がつく．それでは，医療というのは，いかなる要因とも関係なく，ランダムに増加したり縮小したりするのかというと，そうではない．医療費は，所得と強い関係をもっているのであり，しかもその両者の関係は，所得が高いところでは医療費も高く，所得が低いところでは医療費も低くなるという，正の相関を示している．なぜ，そのようなことが起こるのか．

　考えられることは，医療政策を一種の所得再分配政策とみなす仮説である．医療費の抑制をはじめとした医療をめぐる政策の転換は，この政策にかかわる人びとの所得の再分配を必ず伴う．所得の再分配政策が変更されるためには，これにかかわる人びとの政治力に地殻変動が生じる必要がある．この政治力の地殻変動を生じさせるのが所得の変動である．すなわち，所得が鈍化・停滞しているなか医療費が増加していると，たとえば健康保険の赤字などが生じる．これをとらえて社会問題視するキャンペーンを，マスコミや研究者などは展開する．このキャンペーンが医療費の費用負担者の政治力をアシストし，費用負

第7章　総医療費水準の国際比較と決定因子をめぐる論点と実証研究

担者の政治力が，医療供給者や医療を頻繁に利用している病弱者たちの政治力をしのぐようになる．そして，この政治環境のなかで，政府は医療費抑制の政策を成立させて，その政策を医療機関に実行させる．その逆に，所得が順調に伸びる場合には，マスコミや研究者たちは口をつぐみ，そのため，費用負担者の政治力は弱まってしまい，彼らの政治力を医療供給者や病弱者の政治力が上回るようになる．こうした意味において，医療政策は，きわめて政治的に意思決定がなされる再分配政策なのであり，それゆえに，医療費は所得の水準によって決まることになると考えられるのである[23]．

　それでは，日本の状況はどうであろうか．日本は，長期的な不況のなかで，医療費の増加を相当に問題視する政治環境が整ってきている．こうした政治的な動向は，マクロ医療費分析が，まさに予測することである．しかしながら，日本の医療費の水準は，所得水準で予測される国際標準の医療費と比べて約10％は低く，そのことが日本の病院と日本人の住環境との大きなギャップをもたらし，多くの人に入院生活環境の貧弱さを感じさせるだけではなく，患者およびその家族の経済的負担に多くのしわ寄せを生じさせる原因となっていると考えられるのである．この点，アメリカの状況とは大きく異なる．アメリカのように国際標準よりも60％も医療費が高い国でのマクロ医療費の経済分析は，ゲッツェンの研究からうかがい知ることができるように，医療に対する公共介入の度合いを高める——その結果，医療費は抑制され，医療消費の平等性も高める——政策の正当性を証明するという意図のもとに行われている．そして，アメリカが国際標準よりは医療費が極度に高いという例外であるとすれば，日本はその逆で，国際標準よりも低いという例外に位置する．したがって，アメリカの研究者が医療費の分析を行う際の問題意識とは，おのずと異なった意識のもとに日本での分析が行われるのも自然なことである．権丈（2005）はマクロ医療費分析を終えて後，そのような問題意識を提起している．すなわち，「日本の医療費が他国と比べて10％程度低いという事実が，日本の医療の質の低さや，病人をかかえる家族が，かなりの出費を覚悟しなければならない現状（および頻出する医療事故）の原因ではないということが判明しないかぎり，日本

において今日進められようとしている政策を支持する気持ちには，あまりなれない[24]」．

最後に，医療費の抑制が必要であることを言うために，高齢化が進むと医療費が高くなることを示す意図をもって，横軸に高齢化比率，縦軸に医療費の水準をとって，両変数間に強い正の相関がある図が引用されることがしばしばある．しかしこの図は，論者のメッセージを伝達するツールとしてはお粗末にすぎる．なぜならば，もし仮に，医療費が高齢化比率を原因として増加し，そこに描かれた高齢化と医療費の関係が，人為を超えた不変の法則を示すのであれば，われわれは，増加する医療費を甘んじて受け入れるしかない．そしてそこでは，いかにして負担するべきかという議論の余地しか残されないことになる．また，現実には，医療費と高齢化との間の正の相関は，医療費と所得との間の正の相関を写した，みせかけの相関である．そうであるからこそ，高齢化が進み，医療ニーズが大きくなった状況において，われわれは，医療をどのようにするべきかという，医療供給に関する議論ができる余地をもつことができるのである[25]．

注

1) *Handbook of Health Economics* (2000) 所収の Gerdtham and Jönsson (2000) では，マクロ医療費分析を，パネル・データの解析手法が用いられる以前と以後に分類し，前者を第1世代，後者を第2世代と呼んでいる．この分類方法では，本章で後に論じる Leu (1986) は，Newhouse (1977) と同じ第1世代に分類されることになる．しかしながら，わたくしは，Leu (1986) は，Newhouse (1977) から分岐発展する，2つの研究領域──「経済環境と医療政策」と「公共選択と医療政策」──のうちの「公共選択と医療政策」の出発点に位置づけるのが妥当であると考えている．ルーは，わたくしが「公共選択と医療政策」と呼ぶ研究領域の創始者であり，この研究領域は，Leu (1986) の後，パネル・データの解析手法を用いた多くの研究者たちに引き継がれていく．さらに，Gerdtham and Jönsson (2000) による第1，第2世代という分類方法では，医療費と所得との関係の精緻化を試みる研究領域──ここで「経済環境と医療政策」と呼ぶ研究領域──が軽視されることになる．それゆえに，本章で重視しているゲッツェン〔Getzen〕による研究のほとんどが，Gerdtham and Jönsson (2000) のサーベイ論文のなかでは，見落とされている．

2) 欧米における総医療費水準の国際比較の研究成果を日本にいち早く紹介した文献

は，二木（1995）である．
3）Newhouse（1977）122.
4）Newhouse（1977）123.
5）Newhouse（1987）161.
6）Getzen（1995）35.
7）Getzen（1995）35-6.
8）Getzen（1995）36.
9）Getzen（1995）36-8.
10）Getzen（1992a）98.
11）Getzen（1992a）103.
12）Evans（1985）465.
13）Getzen（1992a）103.
14）Getzen（1995）44-5.
15）Getzen（1995）45.
16）Fuchs（1993）216-7. 邦訳（1995）260-1.
17）Leu（1986）は，1人当たり医療費関数の他に，医療資源関数（人口千人当たり医師数・病床数），健康状態関数（死亡率・疾患率）も推計している．
18）Leu（1986）54-5.
19）Gerdtham et al.（1998）128-9.
20）二木（2000）196.
21）医療制度に関連する平等および公平概念については，Doorslaer et. al.（1993）を，階層消費については，Fuchs（1993）62-3, 邦訳（1995）76-8を参照してもらいたい．
22）Ranade ed.（1998）1.
23）医療保障政策は費用負担者からサービス受益者への再分配政策であり，再分配政策の意思決定は政治過程のなかで行われるという視点に立って，医療費が所得と連動しながら調整されていく政治過程を，ホメオスタット機構という思考ツール——社会学者パーソンズが社会システム論に導入した思考ツール——を用いて，権丈（2005）は説明している．
24）権丈（2005）221-2. ただし（ ）内は本稿にて挿入．
25）本章を再掲した権丈（2006）では，本論末に「補論　医療政策とホメオスタット機構」を置き，そこで〈医療政策に関する制度選択の要因は何か？〉，〈医療政策の支配権をめぐる医師集団と財源調達者との間の拮抗関係〉について論じている．

参考文献

Abel-Smith B（1967）*An International Study of Health Expenditure*. Geneva : WHO.

Culyer AJ（1990）"Cost Containment in Europe," in *Health Care Systems in Transition : The Search for Efficiency ;* ed. by OECD ; Paris : OECD.

Doorslaer EV, Wagstaff A and Rutten F（1993）*Equity the Finance and Delivery of Health Care : An International Perspective.* Oxford : Oxford UP.

Evans RG (1985) "Illusions of Necessity : Evading Responsibility for Choice in Health Care," *Journal of Health Politics, Policy and Law.* 10: 439-67.

Fuchs, VR (1993) *The Future of Health Policy.* Cambridge : Harvard UP. VR フュックス／江見康一・二木立・権丈善一訳（1995）『保健医療政策の将来』勁草書房

Gerdtham U-G (1992) "Pooling International Health Care Expenditure Data," *Health Economics.* 1: 217-31.

Gerdtham U-G and Jönsson B (2000) "International Comparisons of Health Expenditure : Theory, Data, and Econometric Analysis," in *Handbook of Health Economics 1A ;* ed. by Culyer AJ and Newhouse JP ; Amsterdam : Elsevier.

Gerdtham U-G, Søgaard J, Andersson F and Jönsson B (1992) "An Econometric Analysis of Health Care Expenditure : A Cross-Section Study of the OECD Countries," *Journal of Health Economics.* 11 : 63-84.

Gerdtham U-G, Jönsson B, MacFarlen M and Oxley H (1994) "Factors Affecting Health Spending : A Cross-Country Econometric Analysis," in *Economics Department Working Papers* 149 ; ed. by OECD : 86-123 ; Paris : OECD.

Gerdtham U-G, Jönsson B, MacFarlen M and Oxley H (1998) "The Determinants of Health Expenditure in the OECD countries," in *Health, the Medical Profession, and Regulation ;* ed. by Zweifel P ; Dordrecht : Kluwer Academic Publishers.

Getzen TE (1992) "Population Aging and the Growth of Health Expenditures," *Journal of Gerontology : Social Sciences.* 42 (3): 98-104.

―――, (1995) "Macroeconomics and Health Care Spending, " in *Readings in Public Policy* ; ed. by Pogodzinski JM ; Oxford : Blackwell.

Kleiman E (1974) "The Determinants of National Outlay on Health," in *The Economics of Health and Medical* Care ; ed. by Perlman M : 66-88 ; London : Macmillan.

Jeong HS and Gunji A (1994) "The Influence of System Factors upon the Macro-Economic Efficiency in Health Care : Implications for the Health Policies of Developing and Developed Countries," *Health Policy.* 27 : 113-40.

Leu RE (1986) "The Public-Private Mix and International Health Care Costs," in *Public and Private Health Services : Complementarities and Conflicts ;* eds. by Culyer AJ and Jönsson B ; Oxford : Basil Blackwell.

Newhouse JP (1977) "Medical-Care Expenditure : A Cross-National Survey," *Journal of Human Resources.* 12 : 115-25.

―――, (1987) "Cross National Differences in Health Spending : What Do They Mean ?" *Journal of Health Economics.* 6 : 159-62.

Seale JR (1959) "A General Theory of National Expenditure on Medical Care," *The Lancet.* 7 : 555-9.

Søgaard J (1992) "The Aggregated Income Elasticity in Health Care Expenditure," *Paper Presented to the 12th Meeting of Nordic Health Economists,* Copenhagen.

Stoddart GL and Labelle RJ (1985) *Privatization in the Canadian Health Care System.* Ottawa: Ministry of Supply and Service.

権丈善一（2005，初版2001）「5章 再分配政策としての医療政策——医療費と所得，そして高齢化」『再分配政策の政治経済学 I——日本の社会保障と医療〔第2版〕』慶應義塾大学出版会.

―――，（2006）「第2章 総医療費水準の国際比較と決定因子をめぐる論点と実証研究」『医療年金問題の考え方——再分配政策の政治経済学Ⅲ』慶應義塾大学出版会.

二木立（1995）「人口高齢化は医療費増加の主因か？」『日本の医療費——国際比較の視角から』医学書院.

二木立（2000）「90年代以降の人口高齢化と医療費増加」『介護保険と医療保険改革』勁草書房.

第8章　少子高齢化と医療費をめぐる論点と実証研究

府　川　哲　夫

はじめに

　日本の合計出生率（TFR）は1989年の「1.57ショック」後も低下を続け，2000年は1.36，2004年は1.29と極めて低い水準が続いている．2002年1月に発表された「日本の将来推計人口」（国立社会保障・人口問題研究所）の中位推計によると，日本の総人口は2006年に1億2,770万人余りでピークとなり，その後長期の減少過程にはいる．65歳以上の総人口に占める比率は2000年の17％から2005年には20％，2030年に約30％，2045年には約35％に上昇すると推計されている．

　日本の国民医療費は2003年度で31.5兆円にのぼり，このうち65歳以上医療費が50.4％を占めている．また，老人医療費は11.7兆円で国民医療費の37％を占めている．老人保健制度は1983年から導入され，老人医療費の負担に関して社会連帯を基礎とした枠組が作られた．老人保健制度による医療を受けられるのは70歳以上又は65—69歳で寝たきり等の障害認定を受けている者である．この老人保健制度があるため，日本では「老人医療費」は老人保健制度による医療の適用を受ける者に要する医療費（国民医療費の一部分）を指す．しかしながら，最近では老人保健制度を廃止して新たに高齢者医療制度を創設することが議論されている．また，医療保険各制度における給付率の7割への統一（患者負担は3割，2003年4月実施）にあわせて，高齢者の患者負担も原則として定率1割負担が2002年10月から実施された（一定以上所得者は2割負担）．高齢者医療の問題は医療費増加の抑制と負担の仕組みが大きな論点になっている．高齢

第8章　少子高齢化と医療費をめぐる論点と実証研究

者の社会的入院はもともと介護施設不足に起因したものであった．介護保険制度の導入により，①余剰病床の医療保険から介護保険への転換による社会的入院の是正，②医療と介護のトータル・コストのコントロールや負担の仕組み，などが焦点となっている．

　日本の医療システムは公平性（equity）の面では優れていると考えられている．確かにアクセスの公平性に関しては優れている．しかし，負担の公平性に関しては，被用者と自営業者の間の負担の格差や高齢者自身の負担の問題が指摘されている．効果（effectiveness）の面では日本のシステムは評価が分かれる．日本の医療の質は一般的には高いと考えられるが，大きなバラツキが存在することが問題である．医療サービスの適切さについては，特に老人の長期入院の問題や医療費の地域差の問題が挙げられる．医療サービスのintegrationの面では，1次医療と2次医療の連携の悪さ，重複受診が多い等の理由で日本のシステムの評価は低い．効率（efficiency）の面ではマクロの効率性は優れているようにみえる（医療費の対GDP比は小さい）が，ミクロの効率性は在院日数の長さや薬の消費量の多さからみて，日本のシステムの評価は高くない．

　日本の医療保険の問題点としては，過剰な病床（長期入院の原因），大きな医療費の地域差（年齢や疾病構造の違いで説明しきれない），医療の質の保証の欠如，病院・医師の機能未分化，診療報酬点数表における誤ったインセンティブ，患者の側のモラル・ハザード，医療機関の側の非価格競争による悪循環，等々があげられる．これらの問題点の根底には次のような根本的問題が潜んでいると考えられる：①evidenceに基づいた医療サービスの提供という考え方が定着しておらず，それをサポートする研究も質・量ともに不足している；②すべての医療関係者の意見が意思決定にバランス良く反映されていない；③患者の権利が十分保証されていない．患者の立場の問題は日本の医療システムでこれまで常に軽視されてきた問題であるが，最近では医療保険改革の1つの視点として注目されている．医療過誤や病院の不正請求などが報道されるたびに，患者を医療システムの中の独立したPlayerとして位置付ける必要性が認識されるようになった．日本の医療システムの中で医療の質の保証がおろそかにされてき

たことは，患者の立場が弱いことの当然の帰結と考えられる．これらの根本的問題が日本の医療制度改革を阻んでいる原因と考えられる．

　1980年代には多くのヨーロッパ諸国で医療制度の諸改正によって，医療費増加の抑制が行われたが，1990年代に入って医療費増加の抑制のみならず，医療資源利用の効率性，患者の選択の拡大と制度の利用者に対する感度の向上，プライマリー・ケアと2次・3次医療の間のバランスの向上，などに関心が移っていった（OECD, 1992）．1980年代中頃から始まった西ヨーロッパ諸国の医療改革はこのように新たな次元を加えながら1990年代には先進国全体の潮流となった．財政問題や人口高齢化という共通の背景のもとに，多くの先進国では2000年代に入っても医療改革が引き続き大きな政策課題となっている．医療サービスに対するニーズが高まる中で財政的な制約を考慮すれば，自ずから事実に基づいた医療が重視されるようになり，研究もこれに役立つものが求められている（WHO, 1997a）．先進諸国の医療改革では，①国の役割と市場の役割の再定義，②分権の推進，③患者の権利の向上，④公衆衛生の役割の見直し，の4つが共通の特徴としてあげられている（Saltman and Figueras, 1998）．

　今日では日本は先進諸国のなかで最も高齢化の進んだ国の1つである．しかし，日本の医療費（対GDP比）は高くない（ただし，65歳以上の医療費は低くない）．先進諸国は医療費増加の抑制に苦労し，解決策を模索している．日本では医療費の規模は他の先進諸国に比べてまだ低いものの（もちろん急速な人口高齢化等によって今後の医療費の増加は懸念材料であるが），医療保険に多くの国庫負担が投入されているため，毎年の予算編成の都度に医療保険改革が議論されている状況である．また，保険料水準はまだ他の先進国に比べて低いにもかかわらず，保険料引上げに対する関係者の抵抗は根強い．現在のところ，医療機関の多さや医療サービスの受けやすさによって入院率や医療費が決定されていると考えられる．現在の入院率や要介護率を前提にすれば，人口の高齢化は医療費，特に高齢者の医療費，を大幅に増加させる要因になると見られるが，医療費の構造を分析するとそのような前提は必ずしも変えられないものではない．国民の健康を損なわずに，果たしてどこまで医療費の効率化を図れるかと

いうテーマへの関心が高まっている．本章は，少子高齢化と医療費をめぐる論点について考える．

第1節　年齢と傷病・医療費

1　年齢と受療率

患者調査から得られる受療率（調査日における入院・外来別患者数／人口）は国民のmorbidityを示す1つの指標である．1999年の入院受療率をみると，年齢階級の上昇とともに増加し，特に75歳以上で急激に増加した（図8-1）．90歳以上の入院受療率は12.4％で，男は10人に1人，女は7.5人に1人が入院中であった．この割合は65―69歳と比べると男で4倍，女で7倍の大きさである．一方，外来受療率は80歳未満の各年齢階級で入院受療率よりはるかに高いが，75―79歳でピーク（男14.7％，女15.2％）となり，それ以降は低下した．1980年以降，外来受療率は年齢計で入院受療率の約5倍，65歳以上では3～3.5倍であった（1999年は3.3倍）．もし入院と外来の間に代替関係があれば，入院と外来を合わせた受療率を考慮する必要がある．

高齢者の疾病量をとらえるには受療率の他にADL・IADL要介護率，施設ケアの必要な人の割合，日常生活に支障のある人の割合，活動能力指標，有病率・有訴率，といった指標を総合的にみていく必要がある（OECD, 1998, 1996）．

2　年齢と死亡率

死亡率は高齢層で年齢の上昇とともに急速に高まっている（図8-1）．日本人の平均寿命は1980年代後半に世界一となり，その後も死亡率の低下は概ね順調に続き，深刻な人口高齢化の一因となっている．死亡率の低下にともなって国民の疾病量が低下しているのか，高年齢にシフトしているのか，あるいはあ

第1節　年齢と傷病・医療費

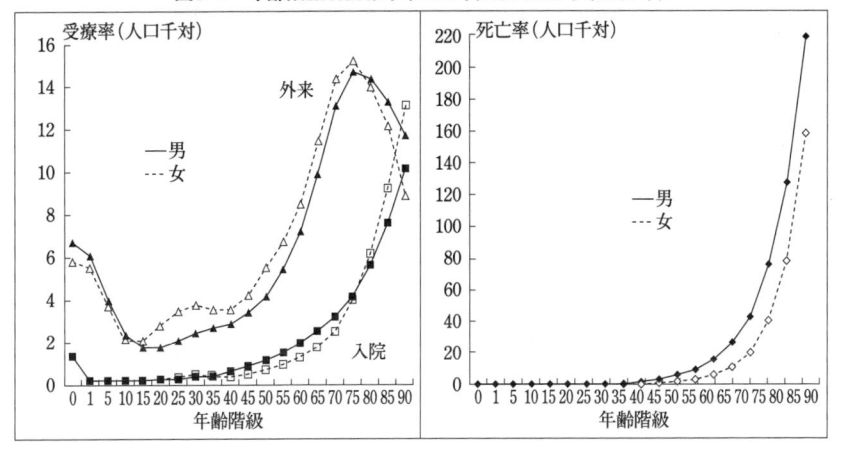

図8-1　年齢階級別受療率（1999年）及び死亡率（2001年）

る年齢まで低下しただけなのかは，今後の医療費や介護ニーズの動向を考える上で重要な論点である．死亡率の低下によって，同じ死亡率をもたらす年齢は高年齢にシフトしている（府川，1997）が，死亡率と疾病率（morbidity）の関係を探るには，年齢以外に制度の影響やmorbidityの定義の問題があり，多角的なアプローチが必要である．平均寿命は生存年の質を一切考慮しない指標であるが，近年は健康状態の評価に死亡率のみならず，疾病（morbidity）や障害（disability）の状態が考慮されるようになってきている．48か国の健康平均余命によると，重大な障害のない期間の期待値は国によって違いはあるものの，概ね平均余命の伸びとともに長くなっている（WHO, 1998）．

今後の先進国の死亡率低下は癌や循環器系疾患などの除去ではなく，その発症の遅滞によってもたらされる（Olshansky, 1988）という考え方に基づいたアプローチも必要とされている．日本の加齢に伴う死亡率の増加は，75歳以上では大部分の主要死因で減速するが，75歳以下では死因によって減速するもの，加速するもの，比較的安定したもの，があると報告されている（Horiuchi and Wilmoth, 1997）．これはmortality（死亡率）やmorbidityを疾病別に分析する必要性が高まっていることを示唆している．

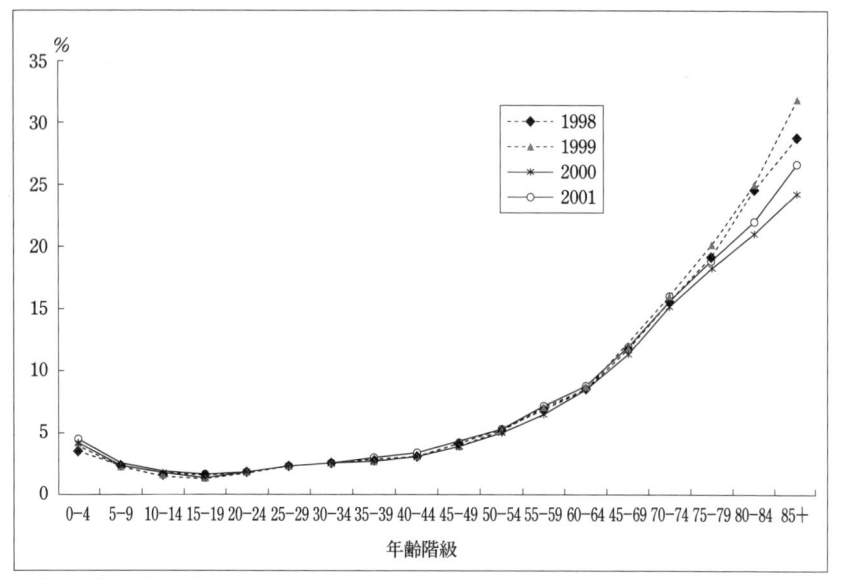

第8章　少子高齢化と医療費をめぐる論点と実証研究

図8-2　年齢階級別人口1人当たり医療費の対1人当たりGDP比

出典：各年度国民医療費

3　年齢と医療費

　日本の国民医療費は近年では年齢5歳階級別1人当たり医療費を公表している．図8-2は2000年度前後の4年間の年齢階級別人口1人当たり医療費を1人当たりGDP比で表示したものである．65歳以上1人当たり医療費の65歳未満1人当たり医療費に対する倍率は1980年度4.7倍，1985年度5.2倍，1990年度5.2倍，1995年度4.8倍，2001年度4.6倍と近年の急速な人口高齢化にも関わらず低下傾向にある．今日，日本では65歳以上の1人当たり医療費が65歳未満の約5倍であることから，高齢化と医療費増加とがストレートに結びつけられる傾向がある．しかし，この倍率は国によって大幅に異なり，各国の高齢者医療の中に制度的に介護がどの程度組み込まれているかに依存するものであると考えられる．

　70歳の平均余命（男女平均）を用いて，平均的な個人の生まれてから死ぬま

での生涯医療費（ただし死亡年における医療費の上昇は考慮していない）を各年度について算出し，これを各年度の1人当たりGDPに対する倍率で表示すると，1980年から1995年の間に70歳の平均余命は2.8年伸びたが生涯医療費は1人当たりGDPの約5倍であまり変わっていなかった（ここでの生涯医療費は国民医療費の中の一般診療医療費しか考慮していない）．しかし，その年齢階級別構成割合は大きく変わり，70歳以降に消費する割合がこの間に43％から52％に上昇した．これは，この間の医療費増加抑制努力や人口高齢化の影響によるものであるが，国民の健康水準の向上と医療費の効率化はどこまで両立させられるかというテーマに対しても重大な意味を含んでいると考えられる．

第2節　高齢者の医療費

老人医療費の増加要因としては，医療技術や新薬利用の浸透（池上，1996），医師数の多さ（西村，1996），医療施設数や病床数の多さ（森・三宅，1988；安西，1989），老人ケア施設の不足による入院の長期化（二木，1990），薬剤使用の多さ（厚生統計協会，1992），など数多くの点が指摘されている．その一方で，老人医療費を一人当たりで見ると，各都道府県の間で約2倍の格差がある．

1　年齢階級別人口1人当たり医療費

高齢者個々人の医療サービス消費は極めて多様であるが，ここでは年齢階級別人口1人当たり医療費で老人医療費と年齢との関係を整理する．老人医療費は年齢の単調な増加関数ではないことが明らかとなった（府川，1998a）．1人当たり老人医療費は年齢の上昇とともに変化し，地域別にも大きな格差があったが，この年齢差・地域差の主な要因は医療サービスを消費する度合いの異なる受診者の構成割合（カテゴリー分布）が年齢・地域によって変化するためであった．図8-3は1992年のデータを用いて，70歳以上の人口1人当たり医療費を5歳階級別に詳しく調べたものである．人口1人当たり医療費は男女とも85―89歳でピークとなり，85歳の前後で男女の値は逆転していた．人口1人当

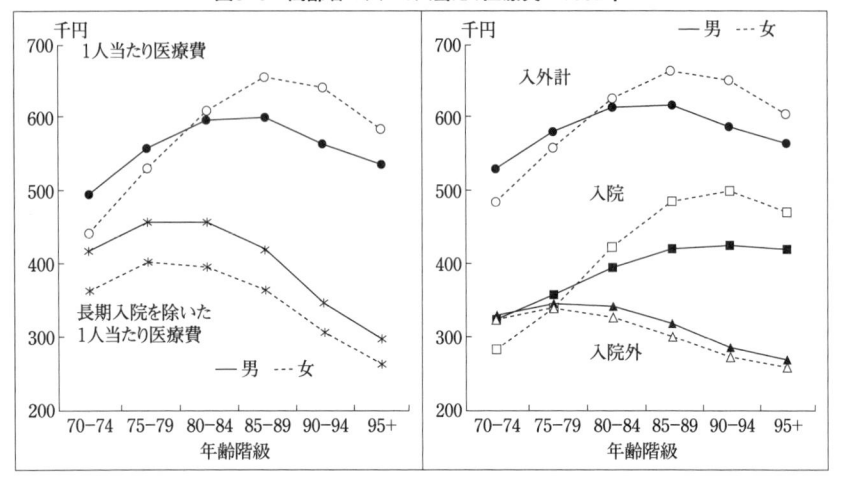

第8章　少子高齢化と医療費をめぐる論点と実証研究

図8-3　高齢者の人口1人当たり医療費：1992年

たり医療費を入院，入院外別にみると，入院では男女とも90-94歳にピークがあり，80歳より前で男が女より高く，80歳以上では逆に女が男より高かった．これに対して，入院外では男女とも75—79歳がピークでそれ以降低下し，各年齢階級とも男の方が女より高かった．人口1人当たり老人医療費は年齢の上昇とともに変化し，県別にも約2倍の格差があったが，この年齢差・地域差の主な要因は医療サービスを消費する度合いの異なる受診者の構成割合が年齢によって，あるいは地域によって変化するためであった．

2　医療と介護

患者調査では180日以上の入院を長期入院としている．年齢階級別人口に占めるある1日の入院患者数の割合（入院率）は年齢階級の上昇とともに高くなっていたが，入院者計に占める長期入院者の割合は女の80歳以上を除けば年齢による変動はあまり多くない．また，精神障害は若年者の長期入院の主因であっても，高齢者の長期入院の主因ではない．

180日以上の長期入院者の入院医療費を除くと老人医療費（医科のみ）は25％低下し，1人当たり医療費のピークも80歳代後半から80歳前後に移動した

（図9-3）．入院外ではもともと1人当たり医療費は75—79歳をピークに男女とも同じ形であったが，長期入院を除くと入院でも同様となった．その結果，入院・入院外計の1人当たり医療費は男女で同形となり，女より男の方が高く，80歳前後でピークとなりそれ以降低下する形状となった．オリジナルの1人当たり医療費と長期入院を除いた1人当たり医療費とではその形が大きく異なっており，長期入院はすでに老人医療費の規模及び若年と老人の間の医療費消費の配分に大きな影響を与えていた（府川，1998a）．長期入院に要する費用の少なからざる部分は介護的要素と考えられ，この割合は年齢の上昇とともに急激に増加した．特に85歳以上の医療費を形づくる上で介護的要素が大きな役割を果たしていた．

2000年4月からの介護保険制度の実施に伴って，高齢層の1人当たり医療費は低下傾向を示している（図8-2）．介護保険によって高齢者の医療費が最終的にどの程度代替されるのか，極めて注目される点である．

3 死亡者と生存者の対比

死亡者の医療費について，アメリカではそれが医療費全体に与える影響の評価も含めて様々な観点からの研究が積み重ねられている．特に，メディケアの1年間の総支出の28％は死亡者に使われ，死亡者の1年間のメディケア支出のうち30％が最後の30日間に使われた（Lubitz and Prihoda, 1984），という推計結果は広く日本にも紹介され，大きな関心を集めた．日本におけるこれまでの死亡者の医療費に関する研究例では，前田（1987），府川・児玉・泉（1994），小椋ら（1994），府川（1998a）などがある．

死亡者の医療費はその入院状況によって大きく異なり，死亡月が近づくにつれて死亡者1人当たり医療費が増加する主な要因は入院受診の増加であった．死亡者1人当たりの死亡前1年間の医療費は年齢の上昇とともに大幅に低下し，終末期の医療費高騰が老人医療費全体に与える影響は大きくなかった（府川，1998a）．死亡者1人当たりの死亡前1年間の医療費は生存者1人当たりの1年間の医療費の4.3倍と高かったが，この医療費は死亡者の年齢階級の上昇とと

もに低下した．この現象はアメリカやドイツでも報告されている（Busse and Schwartz, 1997）．65—69歳の死亡者1人当たり死亡前1年間の医療費を100％とすると，85歳以上の死亡者の場合は日本やオランダで50％（Van Vliet and Lamers, 1998），ドイツ63％（Busse, Krauth and Schwartz, 2002），アメリカ66％（Lubitz and Riley, 1993），スイス71％（Felder, 2003），と国によって低下の割合は異なるが，死亡者1人当たり医療費が年齢の上昇とともに低下することは共通である．病院（又は入院）医療費だけを考えれば，高齢者の死亡前医療費は年齢の上昇とともに低下することが高齢者医療制度の違いにかかわらず普遍的に成り立つ可能性があると考えられ，寿命の延びにより「疾病の短縮化」が起きている可能性が示唆されている．終末期の医療費のあり方は，文化的，倫理的な側面を含んだ複合的な課題であるが，その実態を把握することは医療資源の公平で効率的な配分という観点からも重要なことである．

第3節　医療費の地域差

医療費の経時的な分析によると，短期的には政策の影響が表れ，長期的には人口の高齢化や医療技術の進歩による影響が大きい．一方，医療費の断面（クロス・セクション）的な分析においては，国際比較では所得水準，医療サービスの選好，医療システムの違い，などが見出され，同一国内の地域差の分析では医療サービス供給側の要因や需要側の要因が分析される（郡司, 2001）．医療費の地域差の多くは医療供給量の差によって説明されると考えられる（郡司, 1998）が，一方で大きな医療費の地域差が地域の医療ニーズの差によってもたらされていれば医学的に，そうでなければ社会的に大きな問題である（郡司, 1996）．

1　地域差の現状

診療報酬の価格が全国一律であるにも関わらず，1人当たり医療費の都道府県格差は1.8倍に達している（太鼓地, 2001）．年齢構成の影響を除去した地域

差指数で計測しても，都道府県格差は1.5倍である．入院と入院外に分けると，地域差が大きいのは入院であり，西高東低の傾向も入院の方がはるかに明確である．病院病床数の密度は西高東低の分布になっており，都道府県間で2倍以上の格差がある．従って，1人当り入院医療費が病床密度ときわめて相関が高いことも明らかである．また，低医療費地域の長野県で平均寿命が長く，医療費と平均寿命の間には一定の関係はない．医療費の地域差は説明されなければならず，説明できない格差はできるだけ縮小する方向で医療費と医療システムの効率化が望まれている．

2 地域差の要因

医療費を増加させる要因としては医療技術の進歩，医療技術の普及，医療ニード及び需要の増加，市場の失敗，などが挙げられるが，経時的に見れば医療技術の進歩と普及が主な要因である．医療費を増加させる要因の多くは医療費の地域差にも寄与していると考えられるが，地域差には技術進歩の要素はない．医療技術の普及が医療費を増大させる要因であることは明らかであり，その主な要素は薬剤の普及である．しかし，医療費の地域差を説明する要因としては，医療技術の普及の寄与は大きくない．地域の疾病構造の違いは医療費の地域差をほとんど説明しなかった．従って，医療費の地域差は患者及び医療提供者の行動に起因していると考えられる．さらに，医療サービスにおける情報の非対称性を考慮すると，医療費の地域差は主に医療提供者の行動の差によってもたらされることが明らかとなる（郡司，2001）．

医療に地域差があることは以前から知られていた．一般に，評価の定まっていない治療や手術においてその差が大きくなることが知られている．薬剤に関しても，適用が厳格に決まる抗がん剤等においては地域差が小さく，適用の判断にある程度幅があると考えられる薬剤ほど地域差が大きく，かつ，医療費の高い地域ほどそのような薬剤の投与が多いことなどが見出された（池田・望月，2001）．提供される医療の地域間の差は，医療ニードの差ではなく医療提供者の判断によってもたらされる．医療施設間の競争が激しい地域で医療費が高く

なることも見出されている（中西，2001）．また，規模の大きな医療施設ほど医療費が高いという強い傾向があるため，傷病・重傷度などが同じ患者の中で大規模な施設を選択する患者が相対的に多い県では平均医療費も高くなる傾向がある（青木，2001）．

3　正しいインセンティブの付与

医療施設が市場において競争的に医療サービスを提供することの意義は医療の効率と質の確保であるが，現実には医療需要の誘発と過剰な投資が行われ，それがまた需要を誘発し，医療費が高騰するという悪循環を引き起こしている（郡司，2001）．そして，医療施設間の非価格競争と項目別出来高払い方式がその悪循環を加速している．医療費が高額であることの要因は医療供給体制が大きいことである．医療供給体制が大きいということは医療に大きな設備投資がなされており，そのため医療の原価が高くなっている可能性がある．この高い原価をまかなうことが，目標収入（target income）となり，かつ，日常的な医療において需要が誘発されている可能性が高いことが示唆される（郡司，2001）．

医療サービス提供者の行動を是正するためには incentive constraint が働くような支払い制度に変え，保険者がその本来の機能を果たせるような環境にすることが必要である．一方，医療サービス購入者の行動を是正するためにはゲート・キーパー制の導入も一案である．1か月単位の項目別出来高払い方式を改めて，診療が終了した時点で患者毎の診療報酬を請求する方式に変えることも医療費の意味を明確にし，より質の高い情報を引き出す上で極めて有効である．

第4節　高齢化と医療費：国際比較の視点から

1　日本の医療システムの評価

日本は医療費の対 GDP 比が低いにもかかわらず，乳児死亡率はスウェーデ

第4節　高齢化と医療費：国際比較の視点から

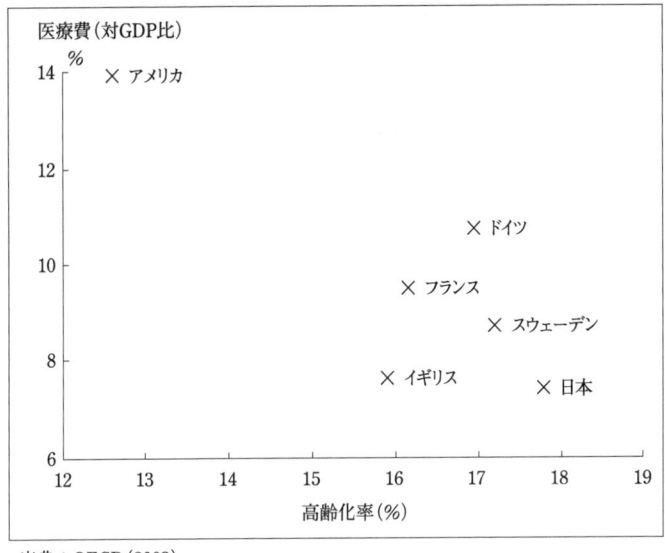

図8-4　医療費（対GDP比）と高齢化率：2001年

```
医療費（対GDP比）
  %
14 ×アメリカ

12

                              ×ドイツ
10            ×フランス
                                    ×スウェーデン
 8      ×イギリス      ×日本

 6
  12   13   14   15   16   17   18   19
                   高齢化率（%）
```

出典：OECD（2003）

ンと並んで世界で最も低く，平均寿命は主要国の中で男女とも最も長い．従って，日本の医療システムのマクロ効率性はきわめて良いようにみえるが，医療システムを評価するのに乳児死亡率や平均寿命は良い指標とは考えられていない．65歳の平均余命でも日本は最も長いが，80歳の平均余命では日本の男性は先頭集団の中の1国に過ぎない．一方，平均寿命の伸びがQOLの犠牲を伴っているかどうかを見極めるには，障害のない生存年が伸びているかどうかをみることが必要である．WHOが発表している障害調整平均寿命（Disability Adjusted Life Expectancy, DALE）でも日本はフランス，スウェーデンと共に成績が良い．日本の入院医療の特徴として，欧米諸国と比べて平均在院日数が非常に長いことが指摘されている（OECD, 1987）が，日本では医療機関の機能分化が進んでいないこともその一因と考えられる．例えば，急性期医療に相当する部分だけで比較すれば日米の高齢者の平均在院日数に大差がない（Fahs, Fukuda and Millery, 1994）ため，日本の入院患者全体の平均在院日数の長さは非急性期の患者の在院日数の長さに起因していると考えられる．また，日本の入

表8-1　医療システム関連指標（2000年）

	フランス	ドイツ	日本	スウェーデン	イギリス	アメリカ
医療費／GDP　　　　　　（％）	9.5	10.6	7.8	8.4	7.3	13.0
私的医療費のシェア　　　（％）	24.0	24.9	23.3	22.7	19.0	55.7
患者負担／医療費　　　　（％）	10.2	10.6	19.3	22.7	10.6	15.3
ヘルスマンパワー（人口1,000対）			2000年			1998年
医師数	3.0	3.4	2.0	3.1	1.7	2.7
歯科医師数	0.7	0.8	0.7	0.9	0.4	0.6
薬剤師数	1.1	0.6	1.7	0.6	0.6	0.7
看護師数	6.0	9.6	8.2		4.5	8.3
平均在院日数（日）　2000／01年	6.0	10.5 (1999)	30.1	6.2	…	5.1
1人当たり外来受診回数　2000／01年	6.9	6.5 (1966)	14.4	2.9 (2000)	4.9 (1998)	9.0

出典：WHO The World Health Report 2002, OECD Health Data 2003.

院サービス利用の特徴として，より少ない人がより長く入院していることが指摘されている（府川・武村，2001）．

2　日本の医療費（GDP比）が低い理由

　日本は先進諸国のなかで最も高齢化の進んだ国の1つであるが，日本の医療費（対GDP比）はイギリスと同様に低い（図8-4）．日本の医療費（GDP比）が低い理由としては，次のような点が考えられる：①投入マンパワー（医師，看護師等）が少ない，②サービス供給システムが効率的である（入院のamenityは低い），③運営コストが低い，④患者が我慢している（混雑，説明の少なさ，医療過誤），⑤高価な手術・薬等の使用制限（点数表による），⑥ quality assuranceが不十分である，⑦訴訟が少ない，⑧その他．投入マンパワーが少ないかどうかは人口千対マンパワーを国際比較すれば明らかになる．人口千人当たりの医師数は国によって大きな差があり，フランスやスウェーデンでは約3人，ドイツで3.4人と多い一方で，日本は2.0人，イギリスは1.7人と少ない（表8-1）．このように日本の医師数は少ないが，人口千対看護師数は平均的な水準である（表8-1）．日本の病床数（人口千人当たり）は主要国の中で際だって多

く，ドイツの1.8倍，アメリカの4.5倍である．入院の平均在院日数も日本が国際的にみて極めて長い．人口100人当たり入院件数では日本がカナダとともに最も少ないことから，日本では他の国より少ない人が入院サービスを利用しているが，入院する人はより長く入院しているといえる．一方，日本の外来受診率も大変高い．患者が自由に医療機関を選択できる国は日本以外にもあるので，日本の外来受診率の高さを説明するには，アクセスの良さだけでは不十分である．

　医療サービス供給システムの効率性を測る指標の1つとして，費用負担の構成の異なる仕組み（公的保険，私的保険，患者負担）の weight が考えられる．制度ごとの運営コストに関しては，アメリカで Medicare の運営コストが民間保険より安いことがよく知られている．患者の立場を考える際には，患者憲章の有無も重要な要素であろう．高価な手術・薬等の使用制限に関しては日本の実態は十分把握されていない．診療報酬支払制度に内在しているインセンティブの問題は極めて重要であり，現在日本で行われているレセプトの事後審査による抑制効果の評価も望まれる．医療の質を確保するために各国がどのような取り組みをし，それにどの程度（医療費の何%）資源を投入しているかという点は大変興味深いものである．

3　1人当たり医療費の年齢区分別パターン

　医療費の中で大きな部分を占めるのが各国とも高齢者に要する医療費である．高齢者医療費はますます膨らむことが予想され，人口の高齢化が高齢者医療費に与える影響は今後の高齢化対策，あるいは医療費の効率化を考えるうえで重要なテーマである．OECD（2003）等によると1990年代における諸外国での65歳以上人口1人当たり医療費の65歳未満人口1人当たり医療費に対する倍率（以下「医療費倍率」と略す）はドイツ2.7倍，スウェーデン2.8倍，フランス3.0倍（ただし60歳未満1人当たりに対する60歳以上1人当たりの倍率），イングランド3.4倍，アメリカ3.5倍，オランダ4.4倍といずれも日本の4.9倍より低い．日本の医療費倍率が高い理由としては高齢者の長期入院が多い，高齢者医療が優

遇されているため高齢者の受診率が高い、日本人の寿命が長いことの反映、等が考えられる．医療費の年齢別パターンには各国の医療システムにかかわる制度の相違も大きな影響を与えている．制度的要因には①アクセスの容易さ（病院を自由に選べる，等），②医療制度の中にどの程度介護的要素が含まれているか，③インセンティブのかかり方（供給側：診療報酬支払制度，診療待ちリスト；需要側：一部負担），④老人の医療費を優遇している度合い，などが考えられる．アクセスの容易さや介護的要素が含まれている度合いの他に，診療報酬支払い方式に起因した医療サービス供給側の行動の違いや患者一部負担に起因した需要側の行動の違いなども医療費倍率に影響を与えていると考えられる．

医療費倍率は上述のように国によって異なっていたが，もし各国の高齢者医療の中に制度的に組み込まれている介護的要素を全て取り除けば，この倍率の国による違いは大幅に縮小することも考えられる．人口1人当たり医療費の倍率は日本，アメリカ，オランダで高く，医療費の中に含まれている高齢者の介護費を除くという修正を行うと（修正の度合いはデータの制約上，国によって異なる），オランダやアメリカで倍率の低下が顕著であり，日本の修正後の医療費倍率は概ね4倍前後であった（府川，2002）．日本，オランダ，アメリカなどでは何らかの形で医療制度において高齢者が優遇されており，そのため高齢者の受診率が高いことが医療費倍率を高くしている一因であると考えられる．また，人口1人当たり医療費の1人当たりGDPに対する割合におけるアメリカの高さ及び日本の65歳未満の低さは注目に値する（府川，2002）．

第5節　まとめと議論

1人1人の高齢者は加齢とともに身体機能が低下するが，低下するスピードは個人によって異なる．高齢者は身体機能のみならず経済状態や意識の面でもきわめて多様である．同じ年齢層でも医療サービス消費は個々人によって様々であり，高齢者の医療サービス消費に関しては年齢に依存する要素ばかりではない．受診者を医療サービスを消費する度合いによってカテゴリーに区分した

第5節 まとめと議論

分析では，同じカテゴリー内の受診者間の医療費の違いは年齢によってあまり変わらなかった．しかしながら，受診率，死亡率，長期入院率など年齢に依存する変数も多く，単一の最も重要な変数の1つとして年齢が考えられることは確かであり，個々人の多様性を集約した年齢階級別平均値が一定の方向を示していることもまた事実である．高齢者の身体機能が年齢の上昇とともに低下することと，それがどれだけ医療ニーズの増加をもたらし，医療費を増加させるかは別問題である．医療サービスを多く使うカテゴリーの受診者（長期入院，終末期の医療費高騰，など）の問題は老人医療費の効率性を考える上で重要な論点を提供していると考えられる．受診者のカテゴリー分布が地域によって異なっている要因は何か；受診者分布を標準化してもなお残っている1人当たり医療費の地域差は何を意味するのか；これらの疑問を考える際に，「地域における医療費の高低はその地域の一部の人口集団又は一部の疾病群によって引き起こされているわけではなく，その地域の受診者全般の医療費の高低によってもたらされている」という見方，あるいは，地域間の医療費の差は例外的な高額医療の部分に存在しているのではなく，むしろ「倫理的に許容される程度の需要誘発」による日常的な医療の部分に起因しているのではないかという見方（郡司，1996）は参考になる．

　死亡率の低下によって，同じ死亡率をもたらす年齢は高年齢に移動した．この移動は1980年から2000年の20年間における高齢者の死亡率低下によっておよそ男で4歳，女で6歳であったが，高齢者の morbidity がこの間にどのように変化したかによって死亡率の低下が高齢者の生活の質や医療費に与える影響は異なる．人口1人当たり医療費と年齢の間には安定した関係があり，この関係はその国の制度や文化に根ざしたものであると考えられる（OECD, 1992）．65歳以上1人当たり医療費の65歳未満1人当たり医療費に対する倍率も前述のように国によって異なっていたが，もし各国の高齢者医療の中に制度的に組み込まれている介護的要素をすべて取り除けば，この倍率の国による違いは大幅に縮小することも考えられる．ここで問題になるのは，各国の高齢者医療費の中に介護が制度的にどの程度組み込まれているかにかかわらず，高齢者に対する

医療・介護サービスに要するトータル・コストの大きさである．このトータル・コストを考える際には少なくとも次の3つの視点が重要である．

1) 人口高齢化はトータル・コストにどのような影響を与えるか．
2) 制度にいかなるインセンティブが内蔵されており，それがトータル・コストにどのような影響を与えているか．
3) コストに見合った効果・効用があるか．

　高齢化とトータル・コストの関係は，高齢化によってトータル・コストがどのように増加するかという問題のみならず，現在のシステムのどこに，どのような不効率があり，それを取り除くにはどうしたらよいか，それを取り除くと高齢化の影響がどのように緩和されるか，といった観点からのアプローチが必要である．インセンティブの問題はきわめて重要な問題である．「より多く医療サービスを提供し，病床を満たす」ことの経済的インセンティブをなくし，適切なサービスを適切な量だけ提供することにインセンティブを付与することが今後の方向と考えられる（Sultz and Young, 1997）．「コストに見合った効果・効用」の視点の中には，マクロ的効率の他に医療サービスの質や医療サービス消費における公平性の問題も含まれている．

　2002年9月に公表された「21世紀の医療提供の姿」では，①「患者の選択の尊重と情報提供」に努めること，②患者の選択に対応して医療機関側が医療の質や患者サービスを向上させることにより「質の高い効率的な医療供給体制」を実現すること，などが医療の将来像の重要な視点であることが指摘されている．人口高齢化は医療費や介護費の増加要因である．しかし，一方で医療費を増加させる最大の要因は医療サービスにおける技術進歩であり，高齢者の健康状態の向上により「疾病の高年齢化」が指摘されている．また，医療費の大きさはサービス提供体制や診療報酬支払制度といった医療システムのあり方と密接に関連している．わが国の診療報酬制度において医療技術を適正に評価し，医療機関の運営コストや機能を適切に反映させることは，制度に正しいインセンティブを付与するうえで極めて重要である．患者の視点を重視するため情報提供を推進し，患者の選択を広げることは，制度をより柔軟に運営することで

第5節 まとめと議論

あり,「選択の時代」にふさわしい.

人口の高齢化によって高齢者の医療費総額は増加するものの,高齢者人口1人当たり医療費はあまり増加せず,介護保険にどの程度費用がシフトするかによって高齢者医療費の水準は決定される.人口高齢化によって深刻になるのはむしろ介護ニーズに要する費用である.①介護に対する潜在的需要がどの程度あるか,②それを予防によってどれだけ減らせるか,③介護サービス(在宅・施設)が十分整備されたとして,介護サービスの質がどれだけ向上し,医療サービスがどれだけ代替されるか,という点がその深刻さを左右する大きな要素であると考えられる.これからの介護・福祉施策の拡充によって今後老人医療費がどのように削減され,その一方で高齢者介護の費用がどのように増加するかによって医療・介護の総費用の規模が決定される.医療に要する費用と介護に要する費用のそれぞれについて効率化を図ることは必要であるが,両者を総合したコストをコントロールすることが重要な課題となる.高齢者の介護費は医療費より人口高齢化の影響を強く受けるため,施設サービスのニーズを減らし,超高齢層における介護費をコントロールすることが極めて重要である.つまり,医療・介護のトータルコストの増加をコントロールするためには要介護者数を減らすことが不可欠である.そのためには要介護にならないよう予防に力を入れ,在宅サービスを拡充することが必要である.2000年度で高齢者の医療費と介護費の合計はGDPの3.6%であった.高齢者の増加及び介護サービスの充実によって,これが今後2倍になることはやむを得ないとして,次の課題は効率的なサービス提供とサービスの質の向上である(府川,2003).サービスの質の面ではサービスの受け手がサービスを選択できることが特に重要であり,介護サービスにおいては要介護者の要介護度の悪化を遅らせる方策あるいは要介護度を軽減させる方策が実施されることが強く望まれる(府川,2003).医療ではプライマリー・ケアと予防の重視,介護でも予防を重視することが根本的な解決策につながると考えられる.

第8章 少子高齢化と医療費をめぐる論点と実証研究

参考文献

Busse R and Schwartz FW (1997) "Health Care Costs Do Not Rise with Age," FISS Fourth International Research Seminar on "Issues in Social Security".

Busse R, Krauth C and Schwrtz FW (2002) "Use of acute hospital beds does not increase as the population ages: results from a seven year cohort study in Germany," *Journal of Epidemiology and Community Health*. 2002: 289-293

European Observatory on Health Care Systems (2000) *Health Care System in Transition*. Germany.

Fahs MC, Fukuda T and Millery M (1994) "Bed Utilization and Medical Expenditures for Institutionalized Care for the Elderly An Economic Comparison of U. S. & Japanese Systems of Health Care for the Elderly," *ILC* (Japan), 197-221.

Felder S (2003) "Adapting" health and long term care schemes to the challenges of a long life society, ISSA 4th International Research Conference on Social Security. Autwerp: 5-7 May 2003.

Fukuda T (1996) "Comparison of Use Volume and Costs of Health Care for the Elderly in Japan and the United States. A Comparative Study of Health Care for the Elderly between Japan and the U. S.," *ILC* (Japan), 55-64.

Horiuchi, S and Wilmoth JR (1997) "Age patterns of life table aging rate for major causes of death in Japan, 1951-1990," *Journal of Gerontology : Biol. Sci.* 52A (1).

Lubitz J and Prihoda R (1984) "Use and Costs of Medicare Services in the Last Two Years of Life," *Health Care Financing Review*. 5 (3): 117-131.

Lubitz J and Riley GE (1993) "Trends in Medical Payments in the Last Year of Life," *New England Journal of Medicine*. 328: 1092-1096.

Lubitz J, Beebe J and Baker C (1995) "Longevity and Medicare Expenditures," *New England Journal of Medicine*. 332: 999-1003.

OECD (1987) "Financing and Delivering Health Care."

OECD (1992) "The Reform of Health Care: A Comparative Analysis of Seven OECD Countries."

OECD (1994) "Caring for Frail Elderly People: New Directions in Care."

OECD (1996) "Caring for Frail Elderly People: Policies in evolution."

OECD (1998) "Maintaining Prosperity in an Ageing Society."

OECD (1999) "A Caring World: The New Social Policy Agenda."

OECD (2003) *Health Data 2003*.

Olshansky SJ (1988) "On Forecasting Mortality," *The Milbank Quarterly*. 66 (3).

Saltman, RB and Figueras J (1998) "Analizing the evidence on European health care reforms," *Health Affairs*. 17 (2): 85-108.

Schieber GJ Poullier JP and Greenwald LM (1993) "Health Spending, Delivery, and Outcomes in OECD Countries," *Health Affairs*. 12 (2): 120-129.

Scitovsky AA (1994) "The high cost of dying," revisited. *The Milbank Quarterly*. 72: 561-591.

Sultz HA and Young KM (1997) *Health Care USA*. Aspen.
Van Vliet RGSA and Lamers LM (1998) "The high cost of death : Should health plans get higher payments when members die ?," *Medical Care*. 36 : 1451-1460.
WHO (1997a) *Re Thinking Reform: Towards Strategies for PHC in the 21st*.
WHO (1997b) *European Health Care Reform*.
WHO (1998) *The World Health Report 1998*.
WHO (2000) *The World Health Report 2000*.
Zweifel P, Meier M and Felder S (1999) "Ageing of Population and Health Care Expenditure : A Red Herring?," Health Economics. 8 : 485-496.

青木研（2001）「患者の行動による地域差」『医療費の地域差』東洋経済新報社．
安西将也（1989）「老人医療費の都道府県格差の要因分析（その2）」『病院管理』26(3)．
池上直己（1996）「医療費の自然増の分析——検査と医薬品使用を中心として」『医療保障と医療費』東京大学出版会，193-215．
池田俊也，望月真弓（2001）「薬剤費の地域差」『医療費の地域差』東洋経済新報社．
小椋正立他（1994）「老人医療と終末医療に関する日米比較研究報告書」（財）長寿社会開発センター．
郡司篤晃（1996）「医療のビジョンを求めて」『病院管理』33 (1) : 63-77.
郡司篤晃（1998）「医療システム研究ノート」丸善プラネット．
郡司篤晃（2001）「医療費の地域差の要因と改革への提言」『医療費の地域差』東洋経済新報社．
厚生統計協会（1992）「老人医療費の地域差に関する調査研究」．
小林廉毅他（1988）「終末期における在宅医療と入院医療の医療経済学的分析」『日本公衛誌』35 : 11-18.
太鼓地武（2001）「医療費の地域差の現状」『医療費の地域差』東洋経済新報社．
中西悟志（2001）「医療施設の競争と医療費の地域間格差」『医療費の地域差』東洋経済新報社．
二木立（1990）『現代日本医療の実証分析』医学書院．
二木立（1996）「技術進歩と医療費抑制政策との関係の実証的検討」『医療保障と医療費』東大出版会，217-234．
西村周三（1994）「保険医療のシステム化」『日本経済と社会保障』社会保険福祉協会，367-388．
西村周三（1996）「医師数と医療費」『医療保障と医療費』東大出版会，235-252．
府川哲夫（1997）「傷病別死亡率とその高齢化への影響」『人口学研究』21 : 68-71.
府川哲夫（1998a）「高齢化と老人医療費」『病院管理』35 (2) : 35-46.
府川哲夫（1998b）「長期入院者の医療費」郡司篤晃編著『老人医療費の研究』丸善プラネット．
府川哲夫（2002）「年齢階級別医療費の国際比較」『厚生の指標』49 (1) : 1-8.
府川哲夫（2003）「高齢者にかかる医療・介護のトータルコスト」『選択の時代の社会保障』東大出版会．

府川哲夫, 児玉邦子, 泉 陽子（1994）「老人医療における死亡月の診療行為の特徴」『日本公衆衛生雑誌』41(7)：597-606.

府川哲夫, 武村真治（2001）「Health に関する国際比較――プライマリー・ケアを中心に」『厚生の指標』48(2)：3-11.

福田吉治, 長谷川敏彦（1999）「入院受療率の構造分析と都道府県の類型化」『病院管理』36(1)：17-23.

前田信雄（1987）「入院医療費の高騰と死亡前医療費」『老人の保健と医療』日本評論社.

森満, 三宅浩次（1988）「老人医療費の都道府県格差と社会的, 経済的及び文化的指標との関連性」『日本公衛誌』35 (12).

八代尚宏, 他（1995）「介護保険の経済分析」経済企画庁経済研究所.

事 項 索 引

あ 行

アメリカの営利病院の費用対効果………49
アラン・グルチイ(Gruchy, A.)…………31
アラン・ブラインダー(Blinder, A. S.)…33
アロー(Arrow, K.)……………………64
暗黙的長期契約……………………161
医学的医療需要モデル………………117
医師誘発需要…………………47, 119
　　──理論………………20, 22, 24
依存効果…………………………27
一般均衡分析………………………32
委任者……………………………53
医療アクセス………………………56
医療・介護のトータルコスト…………199
医療機関の施設基準………………128
医療技術の特性……………………53
医療技術の評価……………………55
医療サービスの供給特性……………48
医療サービスの需要特性……………37
医療サービスの特性………………37
医療受診意志決定モデル……………115
医療需要…………………………58
　　──曲線………………………115
　　──の特徴……………………116
医療職の免許制度…………………127
医療と経済の関連…………………84
医療における規制…………………123
医療の市場原理……………………135
医療の制度要因……………………157
医療の平等性………………………173
医療の不確実性……………………64
医療費水準の国際比較……………153
医療費と高齢化……………………162
医療費の地域差……………………190
医療費の年齢区分別パターン………195
医療費のばらつき…………………38
医療費倍率………………………195
医療へのアクセス…………………144
医療保険…………………………59
　　──制度………………………54
　　──の経済理論…………………63
医療利用の分析……………………29
インセンティブ……………………192
インフォームドコンセント…………138
ヴェブレン(Veblen, T. B.)………27, 31
宇沢弘文…………………………21, 34
営利病院の参入……………………148
エヴァンス(Evans, R. G.)…………162
エントーベン(Enthoven, A. C.)……143
応益負担…………………………96
オースターとワルハーカ
　(Auster and Oaxaca)……………25
大道久……………………………40, 141

か 行

カール・ポラニー(Polanyi, K.)………3
外部性……………………………42
価格弾力性………………………44
家族の相互扶助機能………………82

事 項 索 引

価値財 …………………………………104
価値判断 ………………………………17
家父長的介入 …………………………114
カルテ開示 ……………………………138
ガルブレイス(Galbraith, J. K.) ………27
管理された競争 ………………………143
管理された混合診療 …………………126
「擬似」需要曲線 ………………………34
規制 ……………………………………123
──が生み出す非効率 ……………132
規範的経済学 …………………………107
規模の経済性 …………………………50
逆選択 …………………………………20
給付反対給付の原則 …………………6, 32
供給曲線 ………………………………10
競争市場理論 …………………………25
均衡 ……………………………………12
熊谷尚夫 ………………………………23, 26
経験曲線効果 …………………………52
経済環境と医療政策 …………………158
経済的インセンティブ ………………198
経済的規制 ……………………………132
経済的なアクセス ……………………57
経世の学 ………………………………1
ケインズ(Keynes, J. M.) ……………30, 31
ケースミックス ………………………51
ゲッツェン(Getzen, T. E.) ……………159
権利論 …………………………………21
高額療養費制度 ………………………46
公共選択と医療政策 …………………165
貢献原則 ………………………………5
広告規制 ………………………………131
厚生経済学 ……………………………13
──の第1定理 ……………………14
──の第2定理 ……………………14

厚生損失 ………………………………43
公定価格 ………………………………133
──の失敗 …………………………137, 145
公的医療保険 …………………………59, 124
公費負担割合が高い国 ………………167
効率 ……………………………………32
──性 ………………………………108
──性の意味 ………………………86
──的な資源配分 …………………14
高齢者医療費 …………………………187, 195
高齢者に関わる社会保障給付 ………79
国際医療経済学会 ……………………22
国際労働機関(ILO) …………………69
国民医療費の対GDP比 ………………84
国民負担率 ……………………………87, 97
誇示的消費 ……………………………27
互酬 ……………………………………3
古典派経済学 …………………………30
混合経済 ………………………………3
混合診療の解禁 ………………………143
混合診療の禁止 ………………………126

さ 行

最適提供量 ……………………………66
再分配(redistribution) ………………3, 31
三方一両損 ……………………………74
死荷重 …………………………………15
事業主負担 ……………………………75
資金調達 ………………………………150
資産を有する高齢者 …………………83
自己負担率 ……………………………44
死重の損失 ……………………………112
市場原理 ………………………………135
市場交換 ………………………………3
市場の失敗 ……………………………123

事項索引

──論 ……………………………20,34
市場メカニズム ………………………65
市場擁護論 …………………………113
市場理論 …………………………3,9
実質年間消費額 ………………………98
実証的経済学 ………………………107
私的医療保険 …………………………59
支払い能力 ……………………………6
死亡者の医療費 ……………………189
死亡前1年間の医療費 ……………189
死亡率 ………………………………184
社会的規制 …………………………132
社会的規範 …………………………56
社会的余剰 ………………………13,14
社会保険の経済分析 …………………68
社会保障財源 …………………………70
社会保障の範囲 ………………………68
社会保障費 ……………………………69
奢侈財 ………………………………156
需要 …………………………………6,66
──曲線 …………………………10,111
──の不確実性 ………………………38
受療率 ………………………………184
生涯医療費 …………………………187
障害調整平均寿命 …………………193
消費者主権 ………………………24,136
消費者需要 …………………………2,22
──の神聖不可侵性 …………………23
消費者余剰 ……………………13,44,110
情報の開示 …………………………136
情報の経済学 …………………………20
情報の非対称性 …………………40,115
所得再分配政策 ……………………175
所得の増加と医療費の伸び ………159
新古典派経済学 ………………2,31,115

診療情報の開示 ……………………138
診療報酬調査専門組織 ……………145
生産者余剰 ……………………………13
生産と消費の同時性 …………………48
生産の効率性 ………………………109
生産物市場 ……………………………5
生産要素市場 …………………………5
税・社会保険料負担率 ………………97
正常財 ………………………………158
制度(institution) ………………22,31
──派医療経済学 ……………………22
──派経済学 ………………………2,19
世代間の公平 …………………………97
潜在的国民負担率 ……………………88
先進諸国の医療改革 ………………183
専門職規範 ………………………22,27

た 行

ターゲット・インカム仮説 …………47
第三者評価 …………………………140
代理人 …………………………………53
長期入院 ……………………………188
地理的アクセス ………………………56
出来高払い方式 ………………………41
道徳的危険 ……………………………43
特定療養費制度 ……………………126
取引コスト …………………………142

な 行

西村周三 ………………………………25
日本医療機能評価機構 ……………140
日本の医療費が低い理由 …………194
日本の医療費の水準 ………………171
入院市場モデル ………………………10
ニューハウス(Newhouse, J. P.) ……154

年金制度改革　73
年齢と医療費　186

は 行

配分 (allocation)　31
長谷川敏彦　52
パターン　92
パレート効率　32
パレート最適　109
範囲の経済性　51
非営利制約　41, 130
必需性の幻想　162
必要原則　6
1人当たり医療費　186
1人暮らし高齢者数　82
標準医療費方程式　170
病床規制　129
　　――の撤廃　147
フェルドシュタイン (Feldstein, M.)　112
不確実性　36, 53, 64, 66, 115
福澤諭吉　1
福祉国家　4
福利厚生費　78
負担の公平　96
負担率と給付率のパターン　91
負担率と経済活力　93
負の効用　54
部分均衡分析　32
フュックス (Fuchs, V. R.)　22, 26, 27, 163
フリーアクセス　41
プリンシパル・エージェント問題　53
分配 (distribution)　31
ベトナム戦争　21

法定外福利費　78
法定福利費　78
保険者機能の強化　136, 141
保険者による直接契約　141

ま 行

マーシャル (Marshall, A.)　32
マクロ医療費分析　154
ミュルダール (Myrdal, G.)　31
民間医療保険の限界　66
民間医療保険の理論　64
民主主義　65
メディケア　21
メディケイド　21
モラルハザード　42, 46

や 行

欲求　65

ら 行

ライス (Rice, T.)　34, 110, 113
ラインハルト (Reinhrdt, U. E.)　24, 110
リスク構造調整　142
理想的な多面性　31
リベラリズム　19
ルー (Leu, R. E.)　165
レモンの原理　67
老人医療費　187
労働投入比率　49
ロビンソン (Robinson, J. V.)　30

わ 行

ワルラス (Walras, L.)　32

事項索引

欧文索引

allocation（配分）……………………31
Arrow, K（アロー）…………………64
Auster and Oaxaca
　（オースターとワルハーカ）………25

Blinder, A. S.
　（ブラインダー，アラン）…………33

distribution（分配）…………………29

Enthoven, A. C.（エントーベン）……143
Evans, R. G.（エヴァンス）…………162

Feldstein, M.（フェルドシュタイン）…112
Fuchs, V. R.（フックス）…22, 26, 27, 163

Galbraith, J. K.（ガルブレイス）………27
Getzen, T. E.（ゲッツェン）…………159
Gruchy, A.（グルチイ，アラン）………31

ILO（国際労働機関）…………………69

institution（制度）………………19, 28

Keynes, J. M.（ケインズ）…………30, 31

Leu, R. E.（ルー）……………………165

Marshall, A.（マーシャル）……………32
Myrdal, G.（ミュルダール）……………31

Newhouse, J. P.（ニューハウス）……154

Polanyi, K.（ポラニー，カール）………3

redistribution（再分配）……………3, 31
Reinhrdt, U. E.（ラインハルト）…24, 110
Rice, T.（ライス）……………34, 110, 113
Robinson, J. V.（ロビンソン）…………30

Veblen, T. B.（ヴェブレン）…………27, 31

Walras, L.（ワルラス）…………………32

207

執筆者一覧

第1,7章　権丈善一（けんじょう・よしかず）
　1962年生．1990年慶應義塾大学大学院商学研究科博士課程修了．博士（商学）。現在，慶應義塾大学商学部教授．主著として『年金改革と積極的社会保障政策——再分配政策の政治経済学Ⅱ』（2004, 労働関係図書優秀賞）『再分配政策の政治経済学Ⅰ——日本の医療と社会保障　第2版』（2005, 初版　2001：義塾賞）『医療年金問題の考え方——再分配政策の政治経済学Ⅲ』（2006）等．

第2,6章　遠藤久夫→奥付参照

第3,5章　西村周三→奥付参照

第5章　柿原浩明（かきはら・ひろあき）
　1957年生．1987年京都府立医科大学卒業，1993年京都府立医科大学大学院修了，1998年京都大学大学院経済学研究科修了，2002年より立命館大学経済学部教授．主著として，『入門医療経済学』（日本評論社，2004）．

第4章　田中　滋→奥付参照

第8章　府川哲夫（ふかわ・てつお）
　1950年生．1974年東京大学理系大学院修士課程卒業，1998年保健学博士．1974年厚生省，1990年国立公衆衛生院を経て，現在，国立社会保障・人口問題研究所社会保障基礎理論研究部長。主著として，『老人医療費の研究』（共著，丸善プラネット，1998），『医療費の地域差』（共著，東洋経済新報社，2001），『選択の時代の社会保障』（共著，東大出版会，2003），『先進5か国の年金改革と日本』（編著，丸善プラネット，2005），『社会保障制度改革』（共著，東大出版会，2005）等．

編著者略歴

○西村周三（にしむら・しゅうぞう）
1945年生
1972年　京都大学大学院修士課程修了，経済学博士
現　在　京都大学大学院経済学研究科教授
主　著　『応用ミクロ経済学』（有斐閣，1989）『医療と福祉の経済システム』（筑摩書房，1997）『保険と年金の経済学』（名古屋大学出版会，2000）

○田中　滋（たなか・しげる）
1948年生
1980年　慶應義塾大学大学院博士課程単位取得退学
現　在　慶應義塾大学大学院経営管理研究科教授
主　著　「医療経済学の体系」水野肇・川原邦彦監修『医療経済の新機軸』（厚生科学研究所，2003）所収，「米国におけるディジース・マネジメントの発展」（編著）"損保ジャパン記念財団叢書" No. 65（2003），『福祉が変われば経済が変わる』（共著，東洋経済新報社，2000）等

○遠藤久夫（えんどう・ひさお）
1954年生
1988年　一橋大学大学院博士課程単位取得退学
現　在　学習院大学経済学部教授，中医協公益委員
主論文　「医療の制度のガバナンス」（2005），"Impact of Pubulic Finances Used for Healthcare Schemes on Access to Healthcare"（2004）等

講座 医療経済・政策学　第1巻
医療経済学の基礎理論と論点

2006年6月10日　第1版第1刷発行
2007年11月10日　第1版第2刷発行

編著者　西村周三
　　　　田中　滋
　　　　遠藤久夫

発行者　井村寿人

発行所　株式会社　勁草書房
112-0005 東京都文京区水道2-1-1　振替 00150-2-175253
（編集）電話 03-3815-5277／FAX 03-3814-6968
（営業）電話 03-3814-6861／FAX 03-3814-6854
堀内印刷所・青木製本

©NISHIMURA Shūzō, TANAKA Shigeru, ENDŌ Hisao　2006

ISBN978-4-326-74831-0　　Printed in Japan

JCLS ＜(株)日本著作出版権管理システム委託出版物＞
本書の無断複写は著作権法上での例外を除き禁じられています。
複写される場合は，そのつど事前に(株)日本著作出版権管理システム（電話03-3817-5670，FAX03-3815-8199）の許諾を得てください。

＊落丁本・乱丁本はお取替いたします。
http://www.keisoshobo.co.jp

講座 医療経済・政策学 全6巻
Health Economics and Policy

A5判横組み・2005年春より随時刊行中!

第1巻＊**医療経済学の基礎理論と論点**　　本書
　　　西村周三・田中　滋・遠藤久夫……編著

第2巻＊**医療保険・診療報酬制度**　　既刊・3045円
　　　遠藤久夫・池上直己……編著

第3巻＊**保健・医療提供制度**　　既刊・2730円
　　　田中　滋・二木　立……編著

第4巻＊**医療技術・医薬品**　　既刊・2730円
　　　池上直己・西村周三……編著

第5巻＊**看護とリハビリテーション**　　近刊
　　　二木　立・池上直己……編著

第6巻＊**医療制度改革の国際比較**　　既刊・2730円
　　　田中　滋・二木　立……編著

[関連書]**医療経済・政策学の視点と研究方法**
　　　二木　立……著　　既刊・2520円

勁草書房刊

日本人の健康	林 俊一 著	3360円
生命と時間	広井良典 著	2730円
お産―女と男と	大林道子 著	3150円
看護技術の現在	川島みどり 著	2730円
「世界一」の医療費抑制政策を見直す時期	二木 立 著	2625円
福祉は経済を活かす	滝上宗次郎 著	2520円
東大闘争から地域医療へ	三浦聡雄・増子忠道 著	2205円
農村医療の現場から	松島松翠 著	2100円
らい予防法廃止の歴史	大谷藤郎 著	4410円
自然なお産を求めて	杉山次子・堀江優子 著	2730円
いま、病院看護を問う	川島みどり 著	2940円
ケアと老いの祝福	木下康仁 著	2625円
21世紀への社会保障改革	川上 武 著	2940円
もう患者でいるのはよそう	S.シャーウィン 岡田・服部・松岡 訳	3360円
医療ソーシャルワークの現代性と国際性	児島美都子 著	2625円
国際化時代の社会保障	坂井英幸 著	2520円
戦後日本医療史の証言	川上 武 著	5250円
国際医療福祉最前線	児島・中村・杉山 編著	3150円
医療の政策選択	池上直己 著	3360円
介護保険と医療保険改革	二木 立 著	2940円
21世紀初頭の医療と介護	二木 立 著	3360円
医療改革と病院	二木 立 著	2835円
医療安全の経済分析	安川文朗 著	2520円

＊表示価格は2007年11月現在。消費税は含まれております。